Silvia Pixner

Dyskalkulie

Ein Ratgeber für Eltern, Lehrer und Therapeuten

RATGEBER
für Angehörige, Betroffene und Fachleute

herausgegeben von
Prof. Dr. Claudia Iven

Silvia Pixner

Dyskalkulie

Ein Ratgeber für Eltern, Lehrer und Therapeuten

Das Gesundheitsforum

Schulz-Kirchner Verlag

Bibliografische Information der Deutschen Nationalbibliothek

Die Deutsche Nationalbibliothek verzeichnet diese Publikation in der Deutschen Nationalbibliografie; detaillierte bibliografische Daten sind im Internet über http://dnb.d-nb.de abrufbar.

Besuchen Sie uns im Internet: www.schulz-kirchner.de

1. Auflage 2010
ISBN 978-3-8248-0843-4

Mollweg 2, D-65510 Idstein
Vertretungsberechtigter Geschäftsführer: Dr. Ullrich Schulz-Kirchner
Umschlagfoto: © Hannes Eichinger – Fotolia.com
Lektorat: Doris Zimmermann
Fachlektorat: Prof. Dr. Claudia Iven
Umschlagentwurf und Layout: Petra Jeck
Druck und Bindung:
wd print + medien GmbH, Elsa-Brandström-Str. 18, 33578 Wetzlar
Printed in Germany

Auch als E-Book oder App erhältlich unter der ISBN 978-3-8248-0794-9

Inhaltsverzeichnis

Vorwort zur Reihe

Die Ratgeber für „Angehörige, Betroffene und Fachleute" vermitteln kurz und prägnant grundlegende Kenntnisse auf wissenschaftlicher Basis und Hilfestellungen zu ausgewählten Themen aus der Medizin, der Sprach- und der Ergotherapie. Die Autor(inn)en der Reihe sind ausgewiesene Fachleute mit langjähriger Erfahrung in Diagnostik, Therapie, Beratung und Lehre.

Der Ratgeber zur Dyskalkulie befasst sich mit einem Störungsbild, das gar nicht so selten ist, aber selten früh erkannt und gezielt behandelt wird. Kinder, die Schwierigkeiten mit dem Erwerb von Zähl- und Rechenfähigkeiten haben, und ihre Eltern sind aber auf kompetente Hilfe angewiesen, und dieser Ratgeber möchte einige der zentralen Fragen dazu beantworten: Er informiert über den normalen Erwerb von Mengenverständnis, Zahlbegriffen und Zählfähigkeiten als Voraussetzungen der Rechenkompetenz, er erläutert, wie Entwicklungsprobleme erkannt werden können, er gibt Hinweise zu Zielen und Vorgehensweisen in der Diagnostik und er gibt einen Überblick darüber, wie in der Schule und zu Hause geholfen werden kann.

Nicht zuletzt durch die Fülle an Fallbeispielen und die Übersicht über Förderprogramme und -materialien empfiehlt sich der Ratgeber auch als Informationsquelle für Lehrer, die rechenschwache Kinder unterstützen möchten. Es ist zu hoffen, dass dieser Band dazu beiträgt, das Verständnis für die Probleme der Kinder mit Dyskalkulie zu verbessern und ihre Therapie- und Fördermöglichkeiten zu vergrößern.

Prof. Dr. Claudia Iven
Herausgeberin

Der besseren Lesbarkeit wegen wird die männliche Form für beide Geschlechter verwendet, dabei sind Personen des weiblichen Geschlechts immer mit gemeint.

Wie lernen Kinder, sich in der Welt der Zahlen zu orientieren?

Zahlen oder Mengen spielen nicht nur in unserer modernen Gesellschaft eine entscheidende Rolle. Vielmehr benutzten bereits primitive Völker Zahlwörter und zum Teil sogar symbolische Darstellungen von Mengen. Der Umgang mit Mengen ist jedoch nicht nur den Menschen vorbehalten. Wissenschaftliche Untersuchungen konnten zeigen, dass viele Tierarten Mengen mit unterschiedlichen Anzahlen von Objekten unterscheiden können. So ist es für einen Fisch lebenswichtig zu entscheiden, wohin der größere Schwarm schwimmt (um sich diesem anzuschließen). Je größer der Schwarm, desto höher die Überlebenschance des Einzelnen. Ähnliche Beispiele könnte man für unzählige andere Tierarten anführen. Kehren wir aber lieber zum Menschen zurück und verfolgen die Entwicklung eines Säuglings.

Säuglinge können bereits in den ersten Monaten kleinere Mengen unterscheiden. Diese Leistung geht jedoch nicht primär auf die Kenntnis von Anzahlen oder auf rechnerische Fertigkeiten zurück. Vielmehr ist diese frühkindliche Fertigkeit durch das Phänomen der „Kontinuität der Menge" erklärbar. Damit bezeichnet man die Vorstellung, dass drei Birnen einen größeren Raum einnehmen als eine Birne. Obwohl sich Säuglinge sehr stark nach diesem Prinzip orientieren, sind sie unter gewissen Umständen auch fähig, sich nach anderen Kriterien zu richten. Untersucht man in der Forschung den Zusammenhang von Objektgröße und Mengenbeurteilung, können bereits 6 Monate alte Kleinkinder Mengen unterscheiden, die in einem Verhältnis von mindestens 1:2 stehen (d.h. die Kinder erkennen, dass 2 größere Birnen numerisch weniger sind als 4 kleinere Birnen). Ein weiteres Experiment konnte zeigen, dass Babys auf Veränderungen der numerischen Menge reagieren. Die Forscher ließen Babys zwei Puppen beobachten. Dann wurde ein Vorhang vorgezogen und eine Hand nahm – gut sichtbar für das Baby – von der Seite eine Puppe weg. Hat man danach den Vorhang wieder entfernt, haben die Babys irritiert reagiert, wenn die Menge (also zwei Puppen) unverändert war. Weil auch Säuglinge oder Tiere ohne spezifisches Training solche Aufgaben beherrschen, wird angenommen, dass gewisse Aspekte der numerischen Mengenverarbeitung bereits angeboren sind. Lange bevor die Kinder in der Schule oder im Kindergarten an einem spezifischen Unterricht teilnehmen, erwerben sie bereits im Rahmen von Alltagsaktivitäten spielerisch wichtige numerische Kompetenzen.

Die Kinder machen schon sehr früh ihre ersten Erfahrungen mit (An-)Zahlen und Mengen. Dies wird zum Beispiel bei Kinderliedern wie „Backe, backe Kuchen ...

der muss haben sieben Sachen" oder „1, 2, 3 im Sauseschritt" deutlich. Beim Spielen machen Kinder die ersten Erfahrungen mit Mengen. Lange bevor die Kinder Objektmengen abzählen können, können sie die einzelnen Zahlwörter rezitieren. Dies geschieht anfangs meist in zufälliger Anordnung (eins, drei, fünf ...), mit zunehmender Übung jedoch bald in der richtigen Reihenfolge (ein, zwei, drei ...). Dieses Prinzip wird auch als das Prinzip der stabilen Reihenfolge (also die korrekte Abfolge der Zahlenwörter) bezeichnet. Bereits vor vielen Jahren haben Wissenschaftler die Zählprinzipien beschrieben. Es sind Regeln, die ein Kind im Laufe der Entwicklung entdeckt und anzuwenden lernt und die notwendig sind, um den Zählprozess korrekt durchführen zu können. Dieses oben beschriebene rezitierende Zählen ist aber noch nicht mit dem Zählen eines Schülers vergleichbar. Das initiale Zählen ist vielmehr wie ein Gedicht, das von den Kindern in diesem frühen Alter (wir sprechen hier von 2- bis 3-jährigen Kindern) ohne Verständnis für die dahinterstehende Anzahl (bzw. numerische Menge) aufgesagt wird. Beobachtet man ein 3- bis 4-jähriges Kind beim Zählen, kann man noch sehr oft sehen, dass dieses gesprochene „Gedicht" und die gezählten Objekte noch nicht synchronisiert werden (zeitlich übereinstimmt), was zwingend zu einem falschen Ergebnis führt. Ein häufiger Zählfehler ist beispielsweise die Zuordnung von zwei Zahlwörtern zu einem Objekt (siehe Abbildung 1). Die Kinder entdecken in diesem Stadium das weitere Zählprinzip und zwar die Eins-zu-eins-Zuordnung. Zu jedem Objekt kann nur ein Zahlwort zugeordnet werden, damit die Zählprozedur zum Erfolg führt.

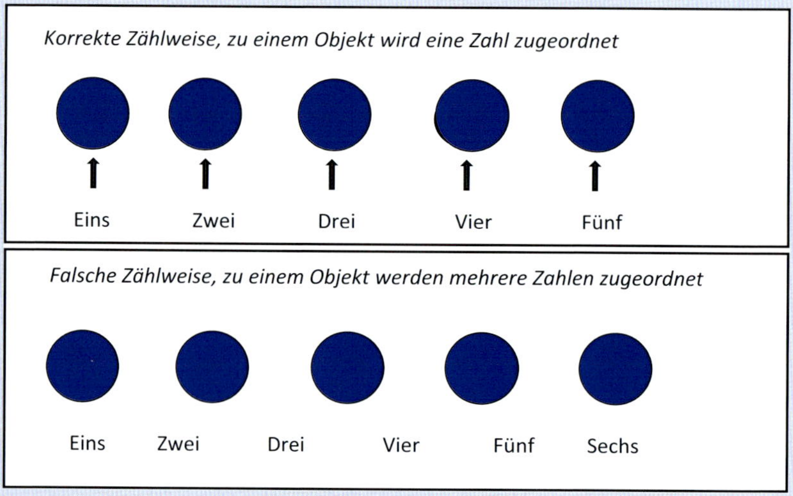

Abb. 1: Beispiele für Zählweisen

Die Kleinkinder erforschen mit einer enormen Motivation die Welt. Entdecken sie etwas Neues, üben sie oft unermüdlich weiter. Sie sortieren Gegenstände nach Größe, Farbe oder Form und bald zählen sie die ersten kleineren Objektmengen und ordnen ihnen die ersten Zahlwörter zu. Bei diesen Spielen entdecken sie oft weitere Zählprinzipien. Sie lernen zum Beispiel, dass dieses „Gedicht" aufeinanderfolgender Zahlwörter auch noch eine weitere wichtige Information liefert: Die letzte genannte Zahl bildet die gezählte Menge ab. Liegen also 5 Legosteine auf dem Tisch und dem Kind gelingt es, diese Menge von 5 Legosteinen korrekt zu zählen, heißt das noch lange nicht, dass das Kind auch begreift, dass die Zahl Fünf die zu zählende Menge von 5 Legosteinen abbildet. Dieses Kind würde die Fünf lediglich dem letzten Legostein in der Reihe zuordnen. Fragen Sie dieses Kind, wie viele Legosteine auf dem Tisch liegen, würde es keine adäquate Antwort geben können. Erst mit der Zeit begreifen Kinder, dass das Ergebnis des Zählens die zu zählende Menge widerspiegelt. Sind die zu zählenden Objekte linear angeordnet, fällt es den Kindern meist leichter, diese zu zählen, als wenn die Anordnung der Objekte ungeordnet ist (siehe auch Abbildung 2).

Bei der ungeordneten bzw. irregulären Anordnung müssen Kinder (so wie auch Erwachsene) den Zählprozess genauer überwachen. Das Kind muss sich also genau merken, welche Objekte es bereits gezählt hat. Dafür braucht es gewisse Strategien. Gelingt es dem Kind nicht, eine irreguläre Menge zu zählen, ist dies nicht unbedingt ein Hinweis für das Vorliegen einer Dyskalkulie. Mögliche Ursachen für Zählfehler können vielschichtig sein. Korrektes Zählen erfordert beispielsweise gute Aufmerksamkeitsleistungen und gute Steuerungsmechanismen (so muss man sich erinnern, welches Objekt in der Menge bereits gezählt wurde und welches noch nicht). Das bedeutet, dass fehlerhaftes Zählen nicht immer ein Hinweis für schlechtes Mengenverständnis sein muss, sondern auch durch eine mangelnde Aufmerksamkeitssteuerung verursacht sein kann.

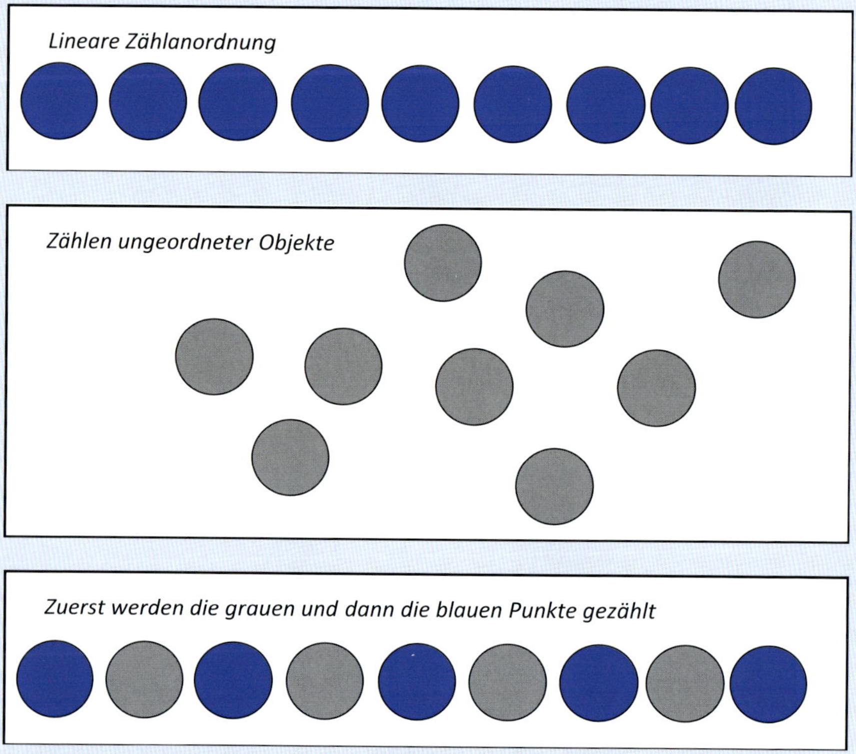

Abb. 2: Punkte-Anordnungen linear, ungeordnet, zweifarbig

Eine interessante Beobachtung konnten Wissenschaftler bei einer Untersuchung machen, bei der Kinder beurteilen sollten, ob ein vom Versuchsleiter demonstrierter Zählprozess richtig oder falsch ist. Dazu wurden den Kindern Steine in zwei unterschiedlichen Farben vorgelegt. Der Versuchsleiter zählte zunächst die blauen und erst dann die grauen Steine (ohne einen Stein auszulassen oder doppelt zu zählen). Im Vergleich zu Kindern ohne Dyskalkulie beurteilten Kinder mit Dyskalkulie diese Zählweise signifikant häufiger als falsch. Dieses Ergebnis zeigt, dass Kinder mit Dyskalkulie kein Gefühl für die Menge haben und daher nicht mit Sicherheit bestätigen können, dass eine nicht lineare Zählweise zu einem korrekten Ergebnis führt, wenn die restlichen Zählprinzipien eingehalten werden.

Zuerst die Anordnung links, danach vor den Augen des Kindes die untere Reihe ausdehnen.

Sind es mehr weiße oder mehr blaue Smileys?

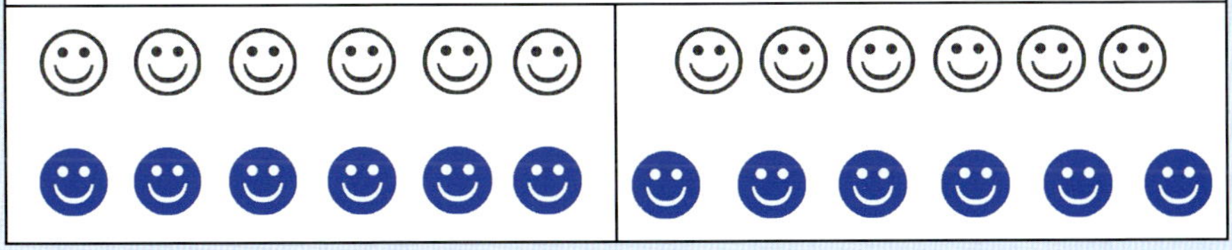

Abb. 3: Aufgaben zur räumlichen Ausdehnung

Um Mengen vergleichen zu können, benutzen Kinder anfangs eine weitere Eigenschaft, die mit jeder natürlichen (Objekt) Menge verknüpft ist – die räumliche Ausdehnung (siehe auch Abbildung 3). Fragt man ein Kind, ob oben mehr blaue oder mehr weiße Smileys sind, wird das Kind schnell erkennen, dass auf beiden Seiten gleich viele Smileys sind. Schiebt man nun vor den Augen des Kindes die blauen Smileys auseinander, werden manche Kinder auf die gleiche Frage eine andere Antwort geben. Sie werden fest davon überzeugt sein, dass es mehr blaue Smileys sind, da diese nach der Veränderung der Zwischenräume eine längere Reihe bilden (und somit mehr Raum einnehmen) als die weißen. Zählt man mit diesen Kindern die Smileys nach und kommt bei beiden Reihen auf das gleiche Zählergebnis, werden die Kinder ihre Meinung, dass es mehr blaue Smileys sind, trotzdem nicht korrigieren. Bis zu einem bestimmten Alter (bis 5 Jahre) ist dieser Zählfehler, der durch die bevorzugte Wahrnehmung der räumlichen Ausdehnung der Objekte zustande kommt, eine Stufe der normalen Entwicklung. Die Kinder müssen also zuerst lernen, das Raumvolumen und die Anzahl zu trennen. Deswegen wird Ihr Sprössling auch viel mehr Freude über 10 einzelne Cent Münzen zeigen als über eine 1-Euro Münze (dies kann auch noch in der ersten Klasse beobachtet werden).

Mit wachsender Kompetenz im Umgang mit Anzahlen wechseln Kinder von einer konkreten Mengenrepräsentation (konkrete Objekte) zu einer abstrakten Repräsentation von Anzahlen (mentaler Zahlenstrahl). Eine geläufige Vorstellung ist, dass die Zahlen in unserem Gehirn auf einem mentalen Zahlenstrahl angeordnet sind. Wir sind uns dieses mentalen Zahlenstrahls nicht immer bewusst, nutzen ihn aber, wenn wir Zahlen vergleichen, ordnen oder auch manche Rechenoperationen durchführen (wie zum Beispiel beim Subtrahieren). Dieser Zahlenstrahl scheint nicht von Geburt an vorhanden zu sein, sondern entwickelt sich mit zunehmender Übung (d.h. mit dem Zählen und Rechnen in einem bestimmten Zahlenraum). Anfangs ist die Anordnung an diesem Zahlenstrahl noch eher ungenau. Die Abstände zwischen den einzelnen Zahlen (Mengen) sind nicht gleich groß. Werden mit zunehmender Übung die Distanzen zwischen den Zahlen gleichmäßig geordnet, spricht man in der Wissenschaft von einer linearen Anordnung auf dem mentalen Zahlenstrahl.

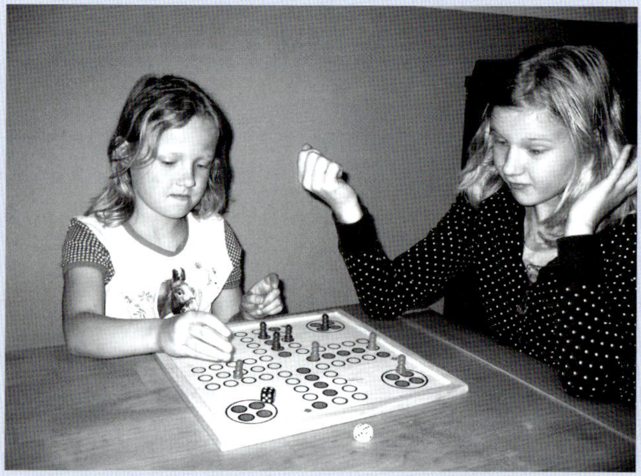

Abb. 4: Brettspiele fördern das Zahlenverständnis

Die ersten Brettspiele, vor allem solche, die mithilfe von Würfelpunkten und nicht mithilfe von Farben oder anderen Merkmalen funktionieren, fördern gezielt den Erwerb der Zählprinzipien. Nicht nur die stabile Abfolge der Zahlen, sondern auch die bereits beschriebene Eins-zu-eins-Zuordnung wird trainiert. Zusätzlich speichern die Kinder die vorgegebenen Punktemuster (so wie sie auf einem Würfel abgebildet sind) im Gedächtnis ab und müssen daher nach einer gewissen Zeit nicht mehr die einzelnen Würfelpunkte mühsam abzählen, sondern können diese Muster aus dem Gedächtnis abrufen. Auch das ist eine Fähigkeit, die zum Teil angeboren ist. Menschen können bereits im frühen Alter kleinere Mengen (3 bis 4 Objekte, auf dem Würfel bis zu 6) auf einen Blick erfassen, ohne zählen zu müssen. Das Spielen von Brettspielen fördert noch eine weitere Kompetenz: die Orientierung auf dem mentalen Zahlenstrahl. Bewegt sich das Kind beim „Mensch ärgere dich nicht" von einem Punkt zum nächsten und zählt es dabei die gewürfelte Menge, lernt es, dass die Distanz zwischen 1 und 2 gleich groß ist wie jene zwischen 5 und 6. Durch diese Erfahrung ordnet sich der mentale Zahlenstrahl und die Distanzen zwischen den Zahlen werden gleichmäßiger. Dieser Prozess scheint eine wichtige Voraussetzung für die spätere rechnerische Leistung der Kinder zu sein.

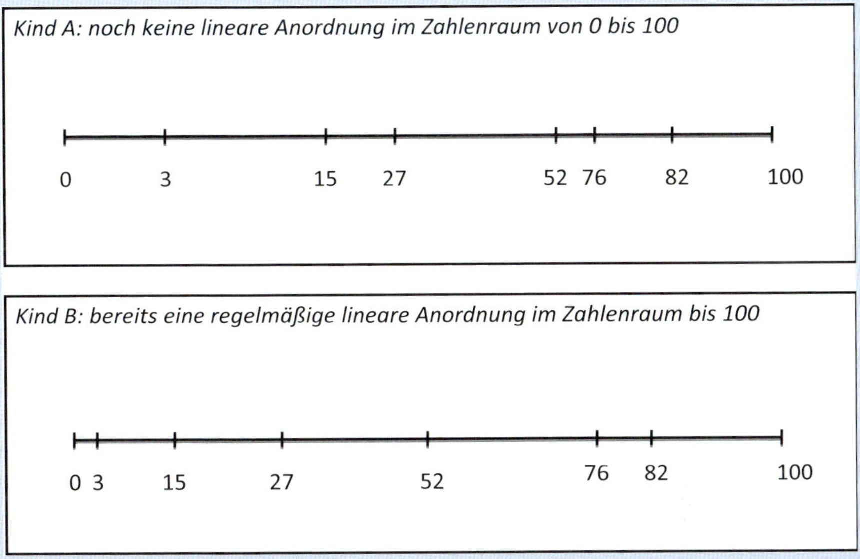

Abb. 5: Lineare vs. nicht lineare Anordnung auf einem Zahlenstrahl

Wie aus Abbildung 5 ersichtlich wird, zeigt Kind A noch eine sehr ungenaue Anordnung auf dem Zahlenstrahl. Die bekannten Zahlen nehmen noch deutlich mehr Platz auf dem Zahlenstrahl ein, demgegenüber werden unbekannte oder weniger bekannte Zahlen als nebeneinanderliegend eingeschätzt (Bei dieser Aufgabe hatten die Kinder 9 verschiedene Zahlenstrahlaufgaben zur Verfügung. D.h., sie mussten die Zahlen jeweils einzeln auf einem Zahlenstrahl auftragen. Zum besseren Verständnis wurden diese Zahlenstrahle auf einem Bild zusammengefasst). Dagegen zeigt Kind B bereits eine sehr klare und lineare Anordnung. Die Abstände zwischen den Zahlen sind sehr ausgeglichen. Dieses Kind bewegt sich bereits sehr sicher in dem vorgegebenen Zahlenraum. Vergleicht man zwei Zahlen, wird dieser mentale Zahlenstrahl aktiviert. Sind zwei Zahlen weit voneinander entfernt (bei unserem Beispiel würde das auf die Zahlen 4 und 8 zutreffen), können wir schneller und sicherer die richtige Antwort geben. Demgegenüber fällt uns die Beurteilung zweier benachbarter Zahlen (wie z.B. 16 und 17) deutlich schwerer, was sich einerseits in einer höheren Fehleranfälligkeit und andererseits in langsameren Bearbeitungszeiten äußert. Diese Beobachtung wird in der Forschung auch als „Distanzeffekt“ beschrieben und kann nicht nur bei Kindern, sondern auch bei Erwachsenen beobachtet werden. Kehren wir nochmals zu der Abbildung 5 zurück und betrachten wir die Anordnung der Zahlen am zweiten Zahlenstrahl. Jetzt können Sie verstehen, warum das Kind A deutlich mehr Schwierigkeiten bei der Entscheidung hat, ob 16 oder 17 die größere Zahl ist, als Kind B. Seine Anordnung ist noch sehr ungenau und die größeren unbekannten Zahlen liegen am mentalen Zahlenstrahl noch sehr nahe beieinander. Daher fällt dem Kind A die Unterscheidung, welche von diesen beiden Zahlen die größere ist, deutlich schwerer als dem Kind B. Die Anordnung auf dem mentalen Zahlenstrahl verbessert sich mit zunehmender Übung, also mit zunehmender Erfahrung in dem Zahlenraum. Im Laufe der Kindergarten- und Schulzeit werden immer größere Zahlenräume erkundet und erobert.

Bevor die Kinder in die Schule kommen, können sie meist längst schon die ersten Zahlwörter in der richtigen Reihenfolge sprechen und oftmals schreiben sie auch schon die ersten arabischen Ziffern. Die Einfachheit des arabischen Systems liegt darin, dass es nur 10 unterschiedliche Symbole (0,1,2,3,4,5,6,7,8,9) sind, mit deren Hilfe unendlich viele mehrstellige Zahlen dargestellt werden können. Die Schwierigkeit vor allem für die Kinder besteht aber darin, dass mithilfe des gleichen Symbols unterschiedliche numerische Größen dargestellt werden. Eine „2" in „32" hat nicht die gleiche Wertigkeit wie eine „2" in „24". Die Kinder müssen zuerst erkennen, dass die gleichen Ziffern, je nachdem welche Position sie innerhalb einer mehrstelligen Zahl einnehmen, unterschiedliche Mengen darstellen.

Eine weitere Schwierigkeit, der viele Kinder im Laufe des Rechnenlernens begegnen, ist die Umwandlung von einem Zahlwort zur entsprechenden arabischen Zahl. Wird die Zahl „vierundzwanzig" ausgesprochen, würden die meisten Schulanfänger die arabische Zahl „420" schreiben. In diesem Fall machen die Kinder den – nicht unlogischen – Fehler, dass sie das gesprochene Zahlwort eins zu eins in die entsprechenden arabischen Ziffern überführen. Das Zahlwort „vierundzwanzig" verrät den Kindern nicht, dass man die Einer und die Zehner sozusagen zuerst addieren muss, bevor man sie aufschreibt. Eine weitere Hürde ist eine Besonderheit des deutschen Zahlwortsystems, in dem bei zweistelligen Zahlen die Einer zwar vor den Zehnern gesprochen werden, aber beim Schreiben derselben arabischen Zahl diese Einer nach den Zehnern geschrieben werden (also umgekehrt). Untersucht man Kinder in Ländern, wo dieses sogenannte Inversionsprinzip (Einer werden vor dem Zehner gesprochen) nicht vorhanden ist, findet man diese Fehlerart gar nicht oder nur vereinzelt. Das Inversionsprinzip ist also eine Spezialität hauptsächlich in deutschsprachigen Ländern, mit der die Kinder im Laufe der Zeit lernen umzugehen. Macht Ihr Kind also gehäuft Inversionsfehler beim Schreiben arabischer Zahlen (Zahlendreher), ist das noch kein hinreichender Beweis für das Vorliegen einer Rechenschwäche oder einer Dyskalkulie. Früher hat man sogar gedacht, dass Zahlendreher ein Hinweis für das Vorliegen einer Legasthenie bzw. Lese-Rechtschreib-Schwäche sind. Die aktuelle Forschung widerlegt jedoch auch diesen Mythos.

Ein anderer Fehlertyp, den Kinder anfangs häufig machen, betrifft das Schreiben von vollen Hundertern. Sollen sie beispielsweise das Zahlwort „Zweihundert" niederschreiben, so ist das Resultat nicht selten die arabische Zahl 2100. Wir finden hier wieder einen ähnlichen Fehler, wie bereits beim Schreiben von zweistelligen arabischen Zahlen beschrieben: Auch hier muss man die Zwei mit der Hundert multiplizieren, damit die Wertigkeit der Zahl erhalten bleibt. Diese scheinbar einfache Regel, die uns Erwachsenen gar nicht mehr bewusst ist, da sie bereits hoch automatisiert ist, müssen Kinder nach dem Eintritt in die Schule erst mühsam entdecken und erlernen. Schreibt also ein Kind in der ersten Klasse bei zweihundertdreiundvierzig: „2100340" ist dies nicht unbedingt als Alarmzeichen für eine Rechenschwäche oder Dyskalkulie zu werten. Sich gut und sicher im Zahlenraum bewegen zu können und das Erlernen der Umwandlungsregeln von Zahlwörtern in Ziffern (und umgekehrt), sind wesentliche Voraussetzungen für den Erwerb weiterer rechnerischer Kompetenzen (wie Addieren, Subtrahieren, Multiplizieren und Dividieren).

Kaum beherrschen die Kleinen die grundlegenden Zählregeln, entdecken sie, dass man mit Zählen auch Mengen zusammenzählen kann. Diese Entdeckung ist dann der Grundstein für die ersten Additionsversuche. Zuerst sieht das Ganze eher umständlich und langwierig aus. Fast alle Kinder zählen die Objekte der beiden Mengen, die addiert werden sollen, zuerst separat – das heißt jede einzeln – ab, und zählen dann erst (sozusagen im dritten Schritt) die beiden Mengen (bzw. Summen) zusammen. Möchte ein Kind zwei arabische Zahlen zusammenzählen, werden anfangs typischerweise die Finger als Hilfsmittel eingesetzt. Finger hat man immer dabei, daher eignen sie sich sehr gut für die ersten Zähl- und Additionsversuche. Aber auch im Erwachsenenalter greift man gerne auf die Hilfe der Finger als Anschauungsmittel zurück. Das Fantastische daran ist, dass wir genau 10 Finger haben, was dem Aufbau des arabischen Zahlensystems entspricht: Man spricht hier auch vom sogenannten Basis-10-System bzw. vom dekadischen Positionssystem. Ermuntern Sie daher Ihr Kind, die Finger bei der Durchführung der ersten Rechenübungen zu nutzen. Gewöhnlich basieren die ersten Additionsversuche auf dem Zählwissen des Kindes. Die Art und Weise, wie die Kinder die ersten Additionen lösen, gibt einen sehr guten Einblick darüber, in welchem Lernstadium sie sich befinden bzw. welche Schwierigkeitsstufen sie bereits meistern. Die meisten Kinder fangen wie folgt an: Die erste Zahl wird auf der einen Hand dargestellt, die zweite Zahl mit den Fingern der zweiten Hand, und dann werden alle Finger mühsam zusammengezählt. Wie wir schon bei vielen Beispielen gesehen haben, suchen und entdecken die Kinder ohne expliziten Unterricht neuere effektivere Strategien. Auch beim Zusammenzählen gibt es oft Zwischenstufen. In vielen Fällen finden die Kinder heraus, dass sie bei der ersten Summe einfach weiterzählen können (und sich so das Hochzählen der ersten Summe ersparen). Also 3 plus 4 wird gelöst, indem man von der ersten Summe (der 3) ausgeht und dann vier Schritte weiterzählt, nämlich 4, 5, 6, 7. Aber das reicht den meisten kleinen (Zahlen-)Entdeckern nicht aus und so finden sie meist rasch heraus, dass es noch schneller geht, wenn sie die größere der beiden Zahlen nehmen und ausgehend von dieser größeren Zahl dann weiterzählen. An einem Beispiel demonstriert würde das bedeuten, dass bei der Aufgabe 2 plus 6 die 6 als Anfangswert betrachtet wird, zu der dann 2 (Schritte) dazugezählt werden, also 6, 7, 8. Diese Strategie ist nicht nur schneller, sondern ist auch weniger fehleranfällig. Je kleiner die dazuzuzählende Zahl, desto niedriger ist das Risiko, sich zu verzählen. Führt eine Rechnung immer wieder zum gleichen Ergebnis (z.B. 2+3=5), wird diese Rechnung nach einer gewissen Zeit (bzw. einer ausreichenden Zahl von Wiederholungen) im Langzeitgedächtnis abgespeichert. Beim nächsten Mal muss das Kind also nicht mehr mühsam zählen, sondern kann innerhalb von Sekunden die richtige Antwort aus dem Langzeitgedächtnis abrufen. Diese Abspeicherung im Langzeitgedächtnis kann aber nur erfolgen, wenn möglichst oft die Rechnung mit dem richtigen Ergebnis verknüpft wird. Kommt ein Kind jedoch häufig zu falschen Resultaten, weil das berechnete Ergebnis bei der Aufgabe 3+4 einmal eine 5, dann wieder eine 6 und ab und zu sogar eine 7 oder 8 ist, kann die Abspeicherung im Langzeitgedächtnis nicht vollzogen werden, da die Verknüpfung zwischen Aufgabe und richtiger Lösung (3+4=7) nicht stabil ist bzw. gleich wahrscheinlich ist wie die Verknüpfung zwischen Aufgabe und falscher Lösung (z.B. 3+4=6 oder 3+4=5 oder 8).

Diese Strategien kann ein Kind nur erlernen, wenn es verstanden hat, dass die arabischen Symbole, also die Zahlen und die dahinterliegenden Mengen bzw. Anzahlen (3 bedeutet also ●●●) denselben numerischen Wert bedeuten. Bei geübten Rechnern ist das Wissen um die Verknüpfung von Zahl und Menge fest verankert: Sieht man eine Zahl, wird immer automatisch die entsprechende Menge aktiviert, ob wir es möchten oder nicht. Sieht man dagegen Buchstaben (z.B. F), wird die Reihenfolge der Buchstaben im Alphabet nicht automatisch aktiviert. Die Verknüpfung der Zahlen mit den entsprechenden Mengen erleichtert den Kindern das Verständnis der arithmetischen Operationen, vor allem wenn diese mithilfe arabischer Symbole dargestellt werden. Hat ein Kind diese automatische Verknüpfung nicht aktiviert, sieht eine Rechnung ungefähr so aus: ㅂ + ~̀ = . Diese Kinder können zwar die Symbole sehen, können aber ohne das Wissen um die Bedeutung dieser Symbole (sprich das Wissen um die dahinterliegende Menge bzw. Anzahl) die Rechnung nicht durchführen. Viele Betroffene berichten sogar, dass sie die Zahlen immer als Hieroglyphen empfunden haben.

Kurzer Ausflug in die Neuropsychologie der Zahlenverarbeitung und Dyskalkulie

Die Neuropsychologie ist ein interdisziplinärer Forschungsbereich, der sich mit den zentralnervösen Grundlagen des menschlichen Tuns und der Emotionen beschäftigt. Dabei steht meist die Aufklärung der Zusammenhänge zwischen dem menschlichen Verhalten und dessen biologischen Grundlagen (also der Funktionsweise des Gehirns) im Fokus des Interesses. Die Intaktheit des Gehirns ist unabdingbare Voraussetzung für alle unsere Handlungen und beeinflusst maßgeblich, wie wir denken und lernen. Angefangen vom Sehen und Hören bis zur komplexen Bearbeitung mehrstelliger Rechnungen werden unterschiedliche spezifische Hirnregionen aktiviert. Bei komplexeren Aufgaben werden nicht selten mehrere solche Regionen aktiviert, die ein gemeinsames Netzwerk bilden.

Auch bei der Bearbeitung von Zahlen, Mengen oder bei der Durchführung von unterschiedlichen Rechenoperationen werden mehrere Gehirnregionen gleichzeitig aktiviert. Bemerkenswert ist, dass bei spezifischen Aufgaben bestimmte Regionen deutlich stärkere Aktivierung zeigen als andere Regionen. So werden beim Abruf von Fakten (das sind einfache Kopfrechnungen wie 3x4=12 oder 5+2=7) vor allem sprachrelevante Hirnregionen aktiviert (siehe Region ❻ in Abbildung 6). Dies ist nicht überraschend, wenn man bedenkt, dass diese einfachen Kopfrechnungen verbal gelernt und auch verbal abgespeichert werden. Frage ich Sie aber, wie viel 34-27 ist, werden Sie das Ergebnis nicht mehr aus dem Langzeitgedächtnis abrufen können. In diesem Fall werden auch Sie als geübter Rechner die Lösung mithilfe einer Rechenprozedur ermitteln müssen. Bei der Durchführung dieser Prozedur werden nun zusätzlich andere Hirnregionen aktiv, die mit der Komplexität der Aufgabe und den entsprechend höheren Anforderungen an das Denken – wie z.B. das Wissen um die Einhaltung der Rechenrichtung, das Erinnern von Zwischenergebnissen etc. – einhergehen (vor allem die Regionen ❷, ❸ und ❹ in Abbildung 6).

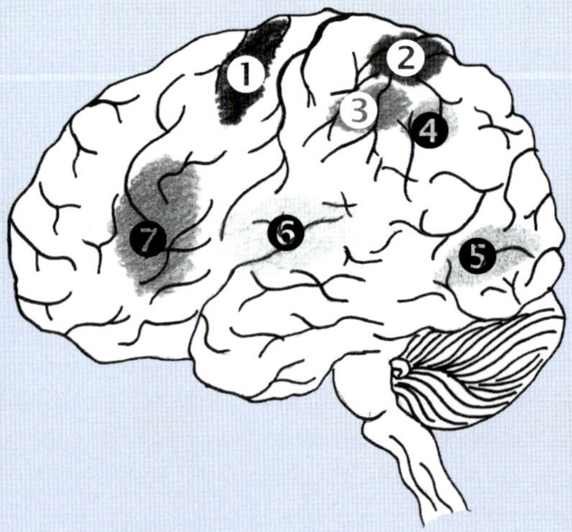

Abb. 6: Darstellung der unterschiedlichen Gehirnregionen, die bei der Zahlen- und Mengenverarbeitung aktiviert werden

Müssen Rechenaufgaben schriftlich gelöst werden, braucht man zusätzlich noch jene Hirnregionen, die die visuelle Informationsverarbeitung unterstützen. In diesen Regionen werden die arabischen Symbole erkannt und verarbeitet (siehe Abbildung 6, Region ❺). Wie weiter oben bereits erläutert, verwenden Kinder im Anfangsstadium des Rechnenlernens häufig die Finger als Anschauungshilfe, weshalb auch die Hirnregionen, die die Fingersensorik und -motorik steuern, beim kindlichen Rechnen aktiviert werden. Die Region ❶ in der oberen Abbildung zeigt genau diese Areale an. Je älter die Kinder werden, desto geringer sind die Aktivierungen in diesen Arealen. Die Bedeutung dieses Netzwerkes geht aber auch im Erwachsenenalter nicht ganz verloren. So gibt es Belege dafür, dass auch bei geübten erwachsenen Rechnern Schwierigkeiten beim Rechnen und bei der Zahlenverarbeitung auftreten können, wenn diese „Fingerareale" geschädigt oder im Rahmen von Experimenten kurzfristig funktionsunfähig gemacht werden. Da im Kindesalter viele Rechenprozeduren noch nicht ausreichend automatisiert sind, benötigen Kinder bei vielen Rechenaufgaben zusätzliche Ressourcen, vor allem in Hinblick auf die Aufmerksamkeits- und Arbeitsgedächtniskapazität. Letztere sind in unserer Abbildung unter ❼ zu finden. Natürlich brauchen auch Erwachsene diese (Hilfs-)Funktionen, wenn die Schwierigkeit der Aufgaben zunimmt.

Wie Sie also aus dem vorherigen Absatz entnehmen können, ist ganz schön viel los in unserem Gehirn, wenn wir Zahlen verarbeiten oder einfache Rechnungen durchführen. Nachdem bei unterschiedlichen Rechenleistungen unterschiedliche Gehirnregionen aktiviert werden, spricht man von einem modularen Aufbau der Hirnfunktionen. Die Leistungen in den einzelnen Modulen können relativ getrennt voneinander in ihrer Funktionsweise gestört sein. Dieses würde bedeuten, dass nicht jeder Dyskalkuliker gezwungenermaßen die gleichen Probleme zeigt. Das konnte auch die Praxis bestätigen. Es gibt also Kinder (und Jugendliche), die zwar Schwierigkeiten beim Verstehen von Rechenprozeduren zeigen, aber das kleine Einmaleins (bzw. die Malreihen) sehr gut beherrschen. Auf der anderen Seite gibt es Kinder (und Jugendliche), die mit größter Mühe die Malreihen lernen, diese aber nach kürzester Zeit wieder vergessen und daher auch die einfachsten Rechnungen nicht lösen können. Dagegen können sie jedoch häufig Rechenoperationen mit mehrstelligen Zahlen bis ins Detail erklären bzw. mehrstellige Additionen, Subtraktionen oder Multiplikationen durchführen. Diese gravierenden Unterschiede in Bezug auf die Leistungsprofile der betroffenen Kinder sind auf den modularen Aufbau der Hirnfunktionen zurückzuführen. Nicht bei allen Betroffenen ist das Bild einheitlich, viele Dyskalkuliker zeigen ein komplexeres Bild mit Beeinträchtigungen in mehreren Bereichen der Zahlenverarbeitung und des Rechnens (und haben nicht selten zusätzliche Probleme, wie z.B. mit der Aufmerksamkeit oder dem Lesen und Rechtschreiben).

Woran erkenne ich, dass mein Kind Schwierigkeiten hat?

Kinder – jede Mutter und jeder Vater kann Lieder darüber singen, wie unterschiedlich sie sein können. Meine erste Tochter ist bereits mit 10 Monaten gelaufen, die zweite erst mit 15 Monaten. Die erste sprach mit 15 Monaten die ersten Wörter, da hatte die zweite bereits ganze Sätze gesprochen. So könnte ich noch viele weitere Beispiele nennen. Natürlich verfolgt man die Entwicklung der eigenen Kinder sehr genau und ist besonders stolz, wenn der eigene Sprössling etwas schneller, besser und früher schafft als die anderen Gleichaltrigen. Auch wenn die oben genannten Entwicklungsschritte sehr unterschiedlich sind, zeigen beide Mädchen einen typischen Entwicklungsverlauf, das heißt ohne Hinweise auf behandlungsbedürftige Entwicklungsverzögerungen oder gar Entwicklungsstörungen. Die Schwankungsbreite der Norm ist im Kindesalter sehr groß. Dazu kommt noch die Tatsache, dass sich Kinder nicht linear entwickeln, d.h. das Längenwachstum im 3. Lebensmonat entspricht nicht millimetergenau dem Längenwachstum im 8. Lebensmonat. In Hinblick auf manche Entwicklungsbereiche machen Kinder oft Sprünge, bei anderen Entwicklungsbereichen bleiben sie dagegen kurz stehen oder verlangsamen den Entwicklungszuwachs, um später dann einen Vorwärtsschub zu machen.

Erläutern wir dieses Beispiel an den arithmetischen Kompetenzen. Es gibt Kinder, die sich sehr früh für Mengen und Zahlen interessieren. Sie fragen nach und möchten gerne verstehen, wie und warum man so zählen/rechnen kann und nicht anders. Sie fangen sehr bald mit dem Zählen an und haben Spaß daran, alles in ihrer Umgebung zu zählen. Auf der anderen Seite gibt es Kinder, die keinen Gefallen an den Zahlen, dem Zählen oder den Mengen finden können. Sie interessieren sich für andere Dinge wie z.B. Farben, Töne, Buchstaben usw. Erst wenn dieser Bereich für sie weniger spannend wird, können sie ihre Lern- und Aufmerksamkeitskapazitäten der Welt der Zahlen und Mengen widmen. Diese Kinder entwickeln ein späteres Interesse, was aber nicht heißen muss, dass sie schlechtere Kompetenzen haben müssen. Ein weiterer (geringer) Anteil der Kinder wehrt sich bis ins späte Kindergartenalter weiterhin mit Erfolg, die Welt der Zahlen zu erforschen. Diese Kinder spielen nicht gerne Würfelspiele (vor allem nicht die Spiele mit den Punktewürfeln). Sie beschäftigen sich ungern mit Zahlen und man ertappt sie selten dabei, dass sie vergnügt alles um sich herum abzählen. Diese Kinder müssen von den Eltern, Freunden und Erziehern oft mühsam zum Zählen und Entdecken der Zahlenwelt motiviert werden. Nicht jedes dieser Kinder entwickelt später eine Dyskalkulie. Das eben beschriebene Verhalten (nämlich das anhaltende Desinteresse an der Zahlenwelt) könnte aber der Anfang von negativen Erfahrungen mit Zahlen und

Mengen werden. Beobachten Sie also die Entwicklung Ihrer Kinder. Schauen Sie genau hin. Versuchen Sie, angenehme Spiel- und Lernsituationen zu schaffen, in denen Sie Ihr Kind ermuntern, sich mit den Zahlen bzw. Mengen zu befassen. Wichtig ist dabei, dass es kein Muss ist und die Kinder keinen Leistungsdruck verspüren. Diese Spiele bzw. die Beschäftigung mit Mengen und Zahlen sollen stets mit positiven Gefühlen verbunden werden. Schafft Ihr Kind die gestellte Aufgabe nicht oder zeigt es keine Motivation, sich mit dieser Art von Aufgaben zu beschäftigen, ist es wichtig, ihm Zeit zu geben. Versuchen Sie also immer wieder, Situationen zu schaffen, in denen Ihr Kind spielerisch und mit Spaß die Welt der Zahlen und Mengen entdecken kann (diese Regel gilt natürlich auch für alle anderen Kompetenzen wie Lesen, Malen, Singen usw.). Wenn Sie den Leistungsdruck erhöhen, bewirken Sie leider genau das Gegenteil: Das Kind lernt, die Zahlen bzw. Mengen mit negativen Gefühlen zu verbinden und wird mit noch mehr Aufwand und Kreativität versuchen, die Beschäftigung mit Mengen und Zahlen zu vermeiden. Kurz vor der Einschulung (ungefähr im letzten Kindergartenjahr) können Sie folgende Kompetenzen bei Ihren Kindern entdecken. Kennt Ihr Kind bereits alle Zählprinzipien? (beschrieben auf der Seite 10 bzw. 11). Sie können es mit einfachen Mitteln überprüfen. Lassen Sie Ihr Kind eine kleine Menge von Objekten (bis z.B. 10 Steine) zählen. Legen Sie die Steine zuerst in eine Reihe und bitten Sie dann Ihr Kind, diese zu zählen.

- Ist die Abfolge der Zahlwörter korrekt, also zählt das Kind zuerst eins, zwei, drei usw.?
- Ordnet Ihr Kind dabei jeweils ein Zahlwort zu einem Objekt? Oder überspringt es Objekte oder nennt zu viele Zahlwörter?
- Kann Ihr Kind die dargestellte Menge benennen? Wie viele Steine liegen auf dem Tisch?

Legen Sie danach eine andere Menge auf den Tisch. Dieses Mal sollen die Steine frei, also ungeordnet auf dem Tisch liegen. Ersuchen Sie Ihr Kind erneut, die Menge zu zählen.

- Hat Ihr Kind Probleme, die Zählprozedur zu überwachen?
- Lässt es Steine aus oder zählt es Steine doppelt?
- Wie weit kann Ihr Kind bereits zählen? Schafft es das bis 10?
- Kennt Ihr Kind bereits manche arabischen Zahlen?

Schreiben Sie für das Kind einige arabische Zahlen auf oder suchen Sie gemeinsam Zahlen in Ihrer Umgebung, z.B. auf Cornflakes-Verpackungen, in der Zeitung, auf Spielanleitungen usw. Es ist nicht zwingend notwendig, dass Kinder bereits vor der ersten Klasse die arabischen Symbole kennen. Es zeigt einfach nur auf, ob Ihr Kind das Interesse für Zahlen bereits entdeckt hat oder noch nicht. Es bringt den Kindern auch nicht unbedingt Vorteile in der Schule, wenn sie zu Hause unterrichtet werden. Viel wichtiger ist es, das natürliche Interesse der Kinder aufzugreifen und sie in ihrem natürlichen Wissensdrang zu unterstützen.

- Kennt Ihr Kind bereits die Fingerbilder? Bitten Sie Ihr Kind, drei Finger zu zeigen.
- Muss es die Finger zuerst zählen oder hat es die gewünschte Anzahl bereits abgespeichert und öffnet die Hand mit der vorgegebenen Anzahl der Finger?

Wiederholen Sie die vorgestellten Aufgaben immer mehrmals. Es kann sein, dass Ihr Kind mit der Aufgabenstellung noch nicht vertraut ist und es aufgrund der neuen und ungewohnten Anforderung an der gestellten Aufgabe scheitert, obwohl seine Kompetenzen bereits vorhanden sind. Eine ähnliche Aufgabe können Sie auch mithilfe von Würfeln überprüfen.

- Erkennt Ihr Kind die gewürfelte Menge, nachdem der Würfel gefallen ist, oder muss es noch die abgebildeten Punkte zusammenzählen?

Hier schließt sich auch wieder ein bereits beschriebener Kreis. Spielt ein Kind gerne Würfelspiele, hat es natürlich deutlich mehr Übung und wird daher die abgebildeten Würfelbilder bereits im Langzeitgedächtnis abgespeichert haben. Zeigt ein Kind wenig Interesse an den Würfelspielen (gemeint sind Spiele mit Punktewürfeln, bei Farbwürfeln werden keine Anzahlen trainiert), ist die Wahrscheinlichkeit, dass die Würfelbilder bereits abgespeichert sind, eher geringer. Auch hier gilt die gleiche Regel: Zwingen Sie Ihr Kind nicht dazu, die Punktmuster zu lernen und unterrichten Sie Ihr Kind nicht. Schaffen Sie lieber Situationen, in denen Ihr Kind spielerisch Spaß an den Würfeln und Anzahlen finden kann. Und noch ein Tipp am Rande: Am leichtesten geht es, wenn man selbst Spaß an der Sache hat. So können Sie Ihre Kinder mit Ihrer eigenen Motivation leichter anstecken.

Ein weiteres Spiel, mit dem Sie die Kompetenzen Ihrer Kinder überprüfen können, ist das Vergleichen von Mengen. Dabei ist es sinnvoll, kleinere und größere Steine zu verwenden. Legen Sie Ihrem Kind 7 bis 9 kleinere Steine auf den Tisch. Auf die gegenüberliegende Seite legen Sie 5 größere Steine (die mehr Raum als die kleineren Steine einnehmen) und fragen dann Ihr Kind, auf welcher Seite mehr Steine sind. Wählt Ihr Kind die Seite mit den kleineren Steinen oder versucht es, durch Zählen die Anzahlen zu vergleichen, so ist das positiv zu werten. Wählt Ihr Kind die Seite mit den größeren Steinen, ist es ein Zeichen dafür, dass Ihr Kind mit „mehr Menge“ bzw. „größerer Anzahl“ noch einen größeren Raum verbindet. In vielen Fällen führt diese Strategie zum richtigen Ergebnis. Sind die zu vergleichenden Objekte beispielsweise gleich groß, nimmt die größere Menge auch den größeren Raum ein. Versuchen Sie in diesem Falle die dargestellten Objekte mit Ihrem Kind zu zählen und zeigen Sie auf, dass die Anzahl auch dann größer sein kann, wenn der Rauminhalt kleiner ist. Dabei können Sie die Objekte auch in eine Eins-zu-eins-Anordnung bringen. Das geht ganz einfach, indem Sie jedem großen Stein einen kleinen Stein zuordnen (damit kann man effektiv zeigen, dass die beiden Mengen verschiedene Anzahlen haben, da noch kleine Steinchen übrig bleiben).

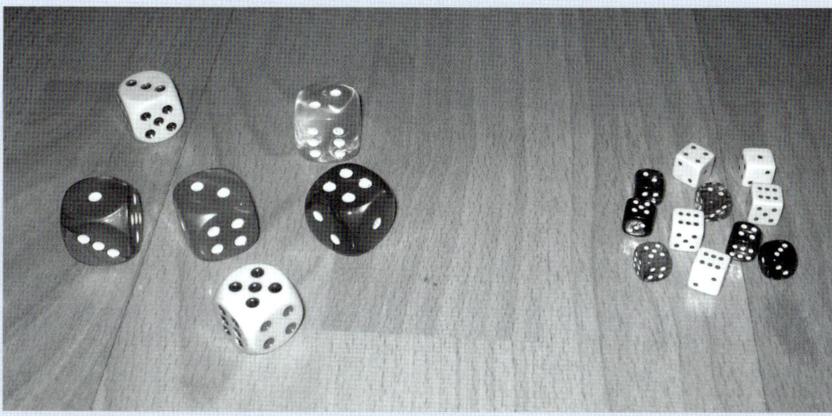

Abb. 7: Würfelbilder – kleine versus große Würfel

Falls Ihr Kind schon in der Schule ist und Sie stellen jetzt die ersten Schwierigkeiten in Mathe fest, schauen Sie sich zuerst die weiter oben beschriebenen Fertigkeiten an, die die Kinder bereits vor der Einschulung beherrschen sollten. Fällt Ihnen in diesem Bereich etwas auf? Hat Ihr Kind mehrere der oben vorgestellten Aufgaben nicht lösen können? Und vor allem: Wie bearbeitet Ihr Kind die vorgegebenen Aufgaben?

- Kennt Ihr Kind die arabischen Symbole und schreibt bzw. liest es die erlernten Zahlen meist korrekt (entsprechend der Schulstufe)?
- Muss Ihr Kind beim Plus- und Minus-Rechnen noch sehr stark auf die Finger als Anschauungsmittel zurückgreifen?
- Welche der beschriebenen Strategien verwendet es?
  - Zählt das Kind beide Summanden auf jeweils einer Hand hoch und zählt danach alle Finger zusammen?

  - Zählt das Kind bei der ersten Zahl weiter?
  - Zählt das Kind bei der größeren Zahl weiter?
  - Verwendet das Kind zwar nicht mehr die Finger, zählt aber (laut oder leise) mit?
- Versteht Ihr Kind die arithmetischen Prozeduren und kann es diese auch beschreiben? Z.B. kann es erklären, wie das Plus- und Minus-Rechnen funktioniert (in höheren Klassen auch das Multiplizieren bzw. Mal-Rechnen und das Dividieren bzw. Teilen)?
- Wie mühsam oder leicht war das Erlernen der Malreihen für Ihr Kind?
- Gibt es immer wieder Streit beim Erledigen der Hausaufgaben oder versucht Ihr Kind, die Mathe-Hausaufgaben irgendwie zu umgehen?

Finden Sie bei der Beantwortung dieser Fragen mehrere Hinweise für das Vorliegen einer Rechenschwäche bei Ihrem Kind? Wie bereits beschrieben, sind einzelne Hinweise nicht sofort eine Schwäche. Sollten sich die Hinweise aber häufen, wäre es zu empfehlen, eine fachliche Hilfe aufzusuchen. Der Fachmann (meist ein Psychologe oder Kinder- und Jugendpsychiater, der sich auf diese Problematik spezialisiert hat, oder ein ausgebildeter Dyskalkulie-Therapeut) kann Ihr Kind dann genauer untersuchen und entscheiden, ob die beobachteten Merkmale bereits einer Rechenschwäche entsprechen oder eventuell eine andere Ursache haben können. Im Anhang finden Sie einige Internet Adressen, wo Sie sich über die Möglichkeiten der Dyskalkulie-Therapie informieren können und auch Kontakte zu Therapeuten in Ihrem Umkreis finden.

Wie wird eine Rechenstörung festgestellt?

Geschulte Psychologen, Kinder- und Jugendpsychotherapeuten oder Kinder- und Jugendpsychiater führen eine umfangreiche Diagnostik durch. Bei dieser Untersuchung wird festgestellt, ob die arithmetischen Fertigkeiten Ihres Kindes relativ zur allgemeinen Intelligenz, also zu der allgemeinen Leistungsfähigkeit Ihres Kindes, deutlich unter dem Erwartungswert liegen. Eine Rechenstörung liegt dann vor, wenn das allgemeine Leistungsniveau (Intelligenz) und die spezifischen rechnerischen und basis-numerischen Leistungen eine starke Diskrepanz (also einen deutlichen Unterschied) zeigen. Um das erste Kriterium zu untersuchen, wird das allgemeine Intelligenzniveau des Kindes mit einem der standardisierten Intelligenztests gemessen. Das bedeutet, die Leistungen Ihres Kindes werden mit bereits erhobenen Daten gleichaltriger Kinder verglichen. So kann ein Rückschluss darüber gewonnen werden, wie gut die Leistungen Ihres Kindes bei den einzelnen Aufgaben im Vergleich zu gleichaltrigen Kindern sind. Im zweiten Schritt untersucht man die spezifischen rechnerischen Fertigkeiten. Auch hier werden die Leistungen Ihres Kindes mit Normen – also erhobenen standardisierten Daten gleichaltriger Kinder bzw. von Kindern, die dieselbe Klassenstufe besuchen – verglichen. Die Leistungen des Kindes bei den rechnerischen Fertigkeiten sollten unter einem Prozentrang von 10 liegen. Das bedeutet, dass nur noch 10% der Gleichaltrigen gleich gute oder schlechtere Ergebnisse als das getestete Kind zeigen, um von einer Dyskalkulie sprechen zu können.

Überblick über aktuelle Dyskalkulie-Tests

- **Deutscher Mathematiktest für erste bis vierte Klassen**
  von der Arbeitsgruppe Krajewski, Küspert und Schneider, erschienen beim Hogrefe Verlag Göttingen

ist eine Testreihe (entstanden in den Jahren 2002 bis 2006), die entwickelt wurde, um die rechnerischen Kompetenzen bei Grundschülern zu überprüfen. Im Gegensatz zu den anderen vorgestellten Tests orientiert sich der DEMAT an den Lehrplänen der deutschen Bundesländer und überprüft daher die rechnerischen Kompetenzen in Bezug auf die Mathematiklehrpläne.

- **Eggenberger Rechentests 1+ bis 4+**
  von der Arbeitsgruppe Schaupp, Holzer und Lenart, erschienen beim Hogrefe Verlag Göttingen

ist eine Testreihe (entstanden in den Jahren 2007-2010), die sich für die Dyskalkulie-Diagnostik der Grundschule eignet, wobei die Normen von der ersten bis zur Mitte der fünften Schulstufe reichen. Dieser Test erfasst rechnerische Fähigkeiten und Fertigkeiten anhand von vier Faktoren. Der erste Faktor beinhaltet die Grundfähigkeiten der Arithmetik, der zweite und der dritte Faktor testen das Wissen um Ordnungsstrukturen und die algebraischen Strukturen und der vierte Faktor stellt die angewandte Mathematik dar. Laut den Autoren ermöglicht dieses Vorgehen das gezielte Erkennen von Defiziten und bietet dadurch eine Grundlage zur Bestimmung der spezifischen Fördermaßnahmen.

- **Heidelberger Rechentest 1-4**
  von Haffner, Baro, Parzer und Resch von 2005, erschienen beim Hogrefe Verlag in Göttingen

dient der Erfassung rechnerischer Grundkenntnisse in der ersten bis Anfang der fünften Schulstufe. Der Test gibt einen differenzierten und zuverlässigen Überblick über die Beherrschung rechnerischer Grundlagen, die eine notwendige Voraussetzung für den Erwerb arithmetischen Wissens und komplexer arithmetischer Fertigkeiten darstellen. Neben den Grundrechenoperationen werden auch räumlich-visuelle Leistungen geprüft.

- **Osnabrücker Test zur Zahlbegriffsentwicklung**
  von van Luit, van de Rijt und Hasemann, erschienen 2001 beim Hogrefe Verlag Göttingen

erfasst das Niveau der Zahlenbegriffsentwicklung bei Kindern zwischen 4 Jahren und 6 Monaten und 7 Jahren. Der Erwerb der numerisch-rechnerischen Fertigkeiten und Fähigkeiten ist ein Entwicklungsprozess, der lange vor dem tatsächlichen (Mathematik-)Unterricht in der Schule beginnt.

- **Rechenfertigkeiten- und Zahlenverarbeitungs-Diagnostikum für die 2. bis 6. Klasse**
  von Jacobs und Petermann, erschienen im Jahre 2005 beim Hogrefe Verlag Göttingen

ist vor allem für die Diagnosestellung bei Dyskalkulie geeignet; Diagnostikum, das nur zwischen auffälligen und unauffälligen Schülern unterscheidet und nicht das volle Leistungsniveau widergeben kann. Es werden Zählfertigkeiten, Zahlenwissen, visuell-räumliche Mengenaspekte, Kopfrechnen, schriftliches Rechnen, Textaufgaben, sowie das Wissen und flexible Anwenden von Rechenregeln überprüft.

- **Tedi-Math Test zur Erfassung numerisch-rechnerischer Fertigkeiten vom Kindergarten bis zur 3. Klasse**
  von Kaufmann, Nuerk, Graf, Krinzinger, Delazer und Willmes, erschienen 2009 beim Hogrefe Verlag Göttingen

dient der Erfassung numerischer und rechnerischer Fertigkeiten und ermöglicht eine multikomponentielle differenzierte und frühzeitige Diagnostik von Rechenschwäche bereits ab dem vierten Lebensjahr. Folgende Komponenten können überprüft werden: Abstrakte Zählprinzipien, Abzählen, Zahlenverständnis (inklusive Verständnis des dekadischen Positionssystems), Rechnen (mit und ohne Anschauungshilfen) und approximativer Größenvergleich (also Schätzen und Vergleichen von Zahlen und Anzahlen).

Leider können sehr viele Faktoren zu einer Verdeckung bzw. Verschiebung der Leistungen führen. Eine wichtige Komponente ist zum Beispiel, wie gut sich Ihr Kind auf die Testsituation einlassen kann. Hat ein Kind Angst vor der Testung bzw. vor dem Ergebnis, kann dieser Leistungsdruck zu deutlichen Leistungsminderungen und damit zu einer Unterschätzung der tatsächlichen Leistungsfähigkeit führen. Oft verspürt man als Elternteil den Drang, dem Kind den Ernst der Lage klarzumachen und versucht (bewusst oder unbewusst) auf das Kind einzuwirken, zum Beispiel: „Strenge dich ordentlich an, es geht um deine Zukunft!" Diese und ähnliche Aussagen reichen in vielen Fällen aus, um die Kinder massiv unter Leistungsdruck zu setzen. Ein Teil der Kinder kann gut mit diesem Druck umgehen, aber viele Kinder können es nicht und treten dementsprechend befangen dem Testleiter und der Testsituation gegenüber. Versuchen Sie, Ihr Kind positiv auf die Testsituation einzustimmen! Muntern Sie es auf, indem Sie zum Beispiel sagen: „Du wirst es schaffen!" oder „Es geht darum, herauszufinden, wo wir dir helfen können. Da kannst du nichts falsch machen." Denken Sie auch daran, dass Kinder sehr sensibel auf die emotionalen Reaktionen der Bezugspersonen reagieren. Sind Sie selbst angespannt und machen sich Sorgen wegen der bevorstehenden Testung, ist es sehr wahrscheinlich, dass Sie diese Emotionen auch ohne Worte auf Ihr Kind übertragen. Also gilt auch für Sie als Elternteil: Positiv denken!

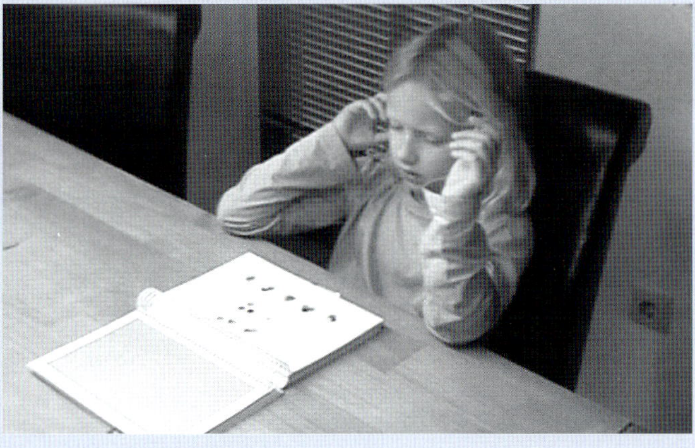

Abb. 8: Durchführung der Diagnostik

Neben der emotionalen Situation spielt oft die physische Komponente eine große Rolle. Achten Sie darauf, dass Ihr Kind nicht krank ist, keine Schmerzen hat und nicht übermüdet zu einer Testung kommt. Die Testung sollte auch nicht unmittelbar nach einer Mahlzeit erfolgen. Wichtig ist aber auch, dass Ihr Kind satt ist und während der Testung keinen Hunger oder Durst verspürt. Meist ist es kein

Problem, wenn Ihr Kind eine Wasserflasche mit zur Testung nimmt und während der Untersuchung (die manchmal mehrstündig ist) trinkt. Es sollten möglichst wenig äußere Faktoren die Leistungsfähigkeit Ihres Kindes beeinflussen. Falls Ihr Kind eine Brille bzw. ein Hörgerät oder andere Hilfen benötigt, bringen Sie diese unbedingt zur Testung mit. Nimmt Ihr Kind Medikamente ein, informieren Sie den Testleiter möglichst im Vorfeld darüber (d.h., bevor Sie zur Untersuchung kommen, aber mindestens am Tag vor der Untersuchung).
Wichtig ist auch, den Testleiter über mögliche Komorbiditäten, d.h. zusätzlich zur Dyskalkulie bestehende Krankheits- bzw. Störungsbilder, aufzuklären. Oft haben Kinder mehrere Schwierigkeiten. Es ist nicht ausgeschlossen, dass Kinder mit Dyskalkulie auch eine Legasthenie (Lese- und Rechtschreibstörung) oder ein Aufmerksamkeitsdefizit zeigen. Diese Tatsache muss während der Testung berücksichtigt werden. Ein geschulter Testleiter führt vor der Testung eine kurze Befragung durch, in der alle wichtigen Informationen von den Eltern erfragt werden, die für die Testung oder Diagnosestellung relevant sein können. Weiterhin soll der Testleiter sicherstellen, dass die vorliegenden Probleme nicht aufgrund mangelnder Beschulung (z.B. zu viele Fehlzeiten bei chronischer Erkrankung) oder als Folgeerscheinungen neurologischer oder psychiatrischer Erkrankungen entstanden sind (z.B. Nebenwirkungen von Medikamenten). Dafür ist oft eine EEG-Messung notwendig. Dabei werden die elektrischen Ströme, die unser Gehirn sendet, gemessen. Die EEG-Untersuchung ist völlig ungefährlich und tut auch nicht weh. Ebenfalls sollte vorab überprüft werden, ob das Kind einwandfrei sieht und hört. Dadurch soll sichergestellt werden, dass die Rechenschwierigkeiten nicht aufgrund einer Sinnesbeeinträchtigung entstanden sind. Auch besondere Ereignisse können kurzfristig zur Leistungsverschlechterung bei Kindern führen. Zu solchen Ereignissen zählen die Scheidung der Eltern, der Tod einer nahestehenden Person, ein Umzug oder auch die Geburt von Geschwistern. Der Testleiter sollte also ausschließen, dass die Rechenschwierigkeiten aufgrund emotionaler Störungen oder Beeinträchtigungen entstanden sein könnten. Emotionale Störungen können einerseits die Ursache für die Entwicklung einer Dyskalkulie sein, andererseits können sie aber auch die Folgen von unbehandelten Lernstörungen sein. Daher sind eine umfassende Anamnese und Untersuchung notwendig, um das aktuelle Leistungsprofil und den Leistungsverlauf besser verstehen und damit dem jeweiligen Kind gerecht werden zu können.

Trauen Sie sich ruhig, auch Fragen zu stellen. Um Ihr Kind im Alltag besser unterstützen zu können, ist es unbedingt notwendig, dass auch Sie als Elternteil die Schwierigkeiten Ihres Kindes verstehen.

Die Diagnostik sollte nicht nur für die Diagnosestellung, sondern auch für die differenzierte Behandlungsplanung und für die Formulierung der Therapieziele erfolgen. Daher ist neben der Überprüfung der Diagnosekriterien eine detaillierte Fehleranalyse notwendig. Viele standardisierte Tests geben Auskunft über die Menge der bearbeiteten Aufgaben, also wie schnell oder wie langsam die Kinder sind, wie viele Aufgaben sie im Vergleich zu gleichaltrigen Kindern lösen können. Ein qualifizierter Testleiter schaut sich neben der Bearbeitungsmenge auch immer die Qualität der bearbeiteten Aufgaben an. Eine Fehleranalyse, die auch qualitative Aspekte der Leistung erfasst, liefert sehr viele nützliche Hinweise für die weitere Interventionsplanung (siehe auch Fallbeispiele).

Eine umfassende Diagnostik, die in Hinblick auf die Interventionsplanung Leistungsbereiche erfasst, nennt man daher auch „Förderdiagnostik". Die Ziele der Förderdiagnostik beinhalten zusätzlich zur Erfassung und bestmöglichen Beschreibung der Problembereiche und Leistungsschwierigkeiten auch die Identifikation sogenannter Ressourcen, d.h. Stärken der Kinder. Die Erfassung der gut erhaltenen Fertigkeiten (sprich Ressourcen) ist aus mindestens zwei Gründen sehr wichtig: Zum einen kann sich der Therapeut die gut erhaltenen Fertigkeiten zunutze machen, indem er zwischendurch solche Übungen einbaut, die für das Kind relativ einfach sind, da hier primär die gut erhaltenen Fertigkeiten angesprochen werden, und dadurch die Motivation des Kindes erhalten bleibt. Wie bereits beschrieben, geht es darum, rechnerische Aktivitäten, die meist sehr negativ besetzt sind, wieder positiv zu erleben. Mit anderen Worten: Im Laufe der Intervention bzw. Therapie soll das Kind wieder lernen, dass Rechnen auch Spaß machen kann. Wenn der Therapeut beispielsweise weiß, dass das Kind gerne zeichnet, dann kann er auch diese Kompetenz in der Förderung gezielt zum Motivationsaufbau einsetzen. Bei sehr aktiven Kindern, die einen großen Bewegungsdrang haben, sollte man Therapieeinheiten mit ausschließlich sitzenden Tätigkeiten vermeiden. In diesem Falle könnte der Therapeut Bewegungsabläufe in die Interventionsstunden einbauen, in denen das Kind die Zahlen und Mengen durch Bewegung im Raum entdecken und erfahren darf. Wichtig bei diesen Kindern ist aber auch, immer wieder in den schulischen Kontext zurückzukehren – also am Schreibtisch sitzend und mit einem Arbeitsblatt zu arbeiten. Nur wenn auch spezifisch – d.h. in diesem Fall möglichst nahe an den schulischen Anforderungen (sowohl in Hinblick auf die Lerninhalte als auch in Hinblick auf die Lernsituation) – gefördert wird, kann der Transfer der in der Dyskalkulie-Intervention gelernten Inhalte in die Alltagssituation der Schule gelingen. Dieses Gleichgewicht zu finden ist nicht immer leicht und erfordert erfahrene und spezifisch geschulte Therapeuten.

Unterschiedliche Gesichter einer Dyskalkulie

Ungefähr vier bis sechs Prozent der Grundschulkinder haben eine Dyskalkulie. Wenn man von einer durchschnittlichen Klassengröße von 20 bis 25 Schülern ausgeht, sitzt in jeder Klasse mindestens ein Dyskalkuliker, manchmal sogar zwei. Daraus folgt, dass das Problem doch nicht so selten ist, und man sollte, vor allem als Lehrer, darauf vorbereitet werden. Ob mehr Mädchen oder Jungen betroffen sind, kann man aufgrund der aktuellen Literatur noch nicht mit endgültiger Sicherheit beantworten. Die Mehrheit der Studien geht aber von einer gleichmäßigen Geschlechterverteilung aus. Also gleich viele Mädchen wie Jungen sind betroffen (im Vergleich zur Legasthenie, wo mehr Jungen als Mädchen betroffen zu sein scheinen). Wie bereits beschrieben, zeigt nicht jeder Dyskalkuliker die gleichen Symptome. Im Folgenden werden einige Fallbeispiele zusammengestellt, um die Vielfältigkeit und Komplexität der Problematik besser und anschaulicher demonstrieren zu können.

■ Fallbeispiel 1: Dyskalkulie

Anton wurde mir in der zweiten Klasse Grundschule vorgestellt, da er Probleme beim Rechnen hatte. Demgegenüber waren Antons Leistungen beim Lesen und Schreiben ebenso altersadäquat wie seine Aufmerksamkeits- und die allgemeine kognitive und intellektuelle Leistungsfähigkeit. Laut den Angaben der Mutter hatte sich Anton nie wirklich für Zahlen und Mengen interessiert. Im Vergleich zu seinen Geschwistern und Freunden zeigte er kaum Freude an Brettspielen oder diversen Kartenspielen. Er war immer schon ein Handwerker und mit ganzem Herzen dabei, wenn er seinem Vater bei der Erledigung unterschiedlicher Aufgaben helfen konnte. Auffallend war bereits damals, dass Anton dazu neigte, Zahlen zu vertauschen (dies betraf vor allem die zweistelligen Zahlen, nachdem diese im Schulunterricht eingeführt wurden). Nicht nur das Verdrehen zweistelliger Zahlen (auch bekannt als „Zahlendreher" wie beispielsweise 27 beim Niederschreiben des gehörten Zahlwortes zweiundsiebzig) war ein Problem. Auffallend war zudem, dass Anton immer mühsam mit den Fingern rechnen musste. Als die Lehrerin in der zweiten Klasse meinte, jetzt sollte jeder es schon ohne Finger schaffen und die Kinder dementsprechend bat, nicht mehr mit den Fingern zu rechnen, brach für Anton ein Stück Welt zusammen. Wie sollte er ohne Finger die für ihn komplizierten Rechenaufgaben lösen? In dieser für ihn schwierigen Zeit empfand er zunehmenden Unmut und Unlust während der Rechenstunde, beim Erledigen der Mathe-Hausaufgaben und bei allen Aktivitäten, die die Manipulation und den Umgang mit Zahlen

und Rechnen erforderten. Anton hat auch nicht immer verstanden, warum 26 mehr als 24 sein soll und wie es mit dem Minus-Rechnen funktioniert. Er rechnete dann einfach rückwärts, aber diese Strategie führte nicht immer zum richtigen Ergebnis, wie folgendes Beispiel für Antons Strategie zur Subtraktion (Minus-Rechnung) zeigt. Die Rechenaufgabe 7-3= löste er, indem er drei Zahlen zurückzählte, also: 7, 6, 5. Er zählte also drei Zahlen rückwärts, da man drei wegnehmen muss, und kommt auf 5. Das Problem ist, dass die 7 den Anfang darstellt und Anton hätte den Schritt zwischen 7 und 6 als den ersten sehen müssen, zwischen 6 und 5 als zweiten und zwischen 5 und 4 als dritten: Dann würde er zum richtigen Ergebnis (nämlich der 4) kommen. Antons Strategie resultierte jedoch im falschen Ergebnis (7-3=5).
Es ist immer schwer zu differenzieren, ob es sich um eine vorübergehende Verzögerung oder um eine Dyskalkulie handelt. Ich empfehle daher den Eltern, ihr Kind von einem ausgebildeten Dyskalkulie-Therapeuten bzw. Psychologen diagnostizieren zu lassen, sobald Besonderheiten beim Rechnen (wie oben beschrieben) zu beobachten sind. Je früher die Förderung einsetzt, desto sicherer können Folgeschwierigkeiten vermieden werden und umso wahrscheinlicher ist es, dass das Kind trotz diagnostizierter Dyskalkulie eine relativ erfolgreiche Schullaufbahn absolvieren kann.

Kinder mit Dyskalkulie sind nicht doof ...

Leider sind rechnerische Fertigkeiten und der Umgang mit Zahlen und Mengen in unserer Gesellschaft sehr stark mit Intelligenz verknüpft. Zeigt ein Kind Schwierigkeiten in Mathematik, wird es sehr schnell als minderbegabt betitelt. Die praktische Arbeit mit Dyskalkulikern zeigt aber ein ganz anderes Bild. Nicht selten sind sogar überdurchschnittlich intelligente Kinder betroffen. Wichtig ist daher eine differenzierte Beurteilung des Leistungsniveaus der betroffenen Kinder, wobei unterschiedliche Funktionsbereiche separat getestet werden sollten. Im nächsten Fallbeispiel möchte ich Ihnen so einen Fall vorstellen.

■ Fallbeispiel 2: Dyskalkulie bei überdurchschnittlicher Intelligenz

Vanessa kam Mitte der dritten Klasse mit ihren Eltern zu mir. Die Eltern waren sehr verzweifelt und fragten sich, was sie falsch gemacht haben. Vanessa war bis zum Ende der zweiten Klasse die beste Schülerin und in der dritten Klasse bekam sie – für alle überraschend – nur noch eine 6 in Mathe. Vanessa hatte ohne Probleme das Lesen und Schreiben gemeistert. Sie war immer hoch motiviert und eine überaus eifrige Schülerin. Daher fielen auch niemandem die

„massiven" Probleme auf, die Vanessa im Unterrichtsfach Mathematik hatte. Vanessa war überdurchschnittlich intelligent und hatte sich eine Menge kompensatorischer Strategien angeeignet (sozusagen Eselsbrücken). Mithilfe ihrer überdurchschnittlichen Gedächtnisleistung gelang es ihr, sich alle Ergebnisse von ein- und zweistelligen Plus- und Minus-Rechnungen und in der zweiten Klasse zusätzlich auch noch die Ergebnisse der Malsätzchen einzuprägen. Fragte man also Vanessa, wie viel 34 + 25 ist, hatte sie innerhalb von Sekunden die korrekte Antwort präsent. Das Problem wurde daher erst in der dritten Klasse sichtbar. Die schier unendlichen Kombinationsmöglichkeiten bei dreistelligen Zahlen haben die Gedächtniskapazität des Mädchens überschritten. Die Rechenaufgaben wurden immer komplexer und Vanessa hatte keine Ahnung, was diese Aufgaben bedeuten. Sie konnte zwar das richtige Ergebnis aus dem Gedächtnis abrufen, die Ergebnisse waren aber mechanisch wie Muster abgespeichert. Wie bereits oben beschrieben, waren die arabischen Symbole für Vanessa nur Hieroglyphen, die für sie keinen numerischen Wert (bzw. nicht die entsprechende Menge oder Anzahl) repräsentierten. Vanessa musste im Training also ganz unten anfangen. Das heißt, sie musste anfangs wieder neu lernen, Mengen zu erkennen und sie in Hinblick auf den numerischen Wert (d.h. die Anzahlen) zu unterscheiden, um sie dann den entsprechenden Zahlwörtern und arabischen Zahlen zuzuordnen.

Dyskalkulie und Legasthenie: eine schwierige Hürde ...

Ein nicht so geringer Anteil (20-30%) der Dyskalkuliker hat zusätzlich auch noch eine Legasthenie – also eine Lesestörung – oder eine kombinierte Lese- und Rechtschreibstörung. Wenn man sich den Lehrplan der Grundschule mit der Dominanz der Fächer wie Deutsch und Mathematik anschaut, kann man sehr schnell erkennen, warum das Vorliegen einer Legasthenie bei gleichzeitiger Dyskalkulie für diese Kinder eine fast unüberwindbare Hürde darstellt. Nicht lesen, schreiben und rechnen zu können bedeutet, dass man in vielen Unterrichtsfächern Schwierigkeiten hat, sich mehr als die Gleichaltrigen konzentrieren muss und trotzdem das Lernpensum nicht schafft (und vor allem auch nicht versteht). Kurzum: Diese Kinder erfahren von Anfang an, was es bedeutet, keinen Erfolg zu erleben. Demgegenüber wird den kreativen und sportlichen Fächern meistens wesentlich weniger Beachtung geschenkt. Auch die Sachunterrichtsstunden sind in der Grundschule eher in der Minderheit. Die Lehrkräfte wie auch die Eltern müssen sich immer wieder mit den Problemen beim Lesen, Schreiben und Rechnen befassen, und die Ressourcen und Talente des Kindes gehen dann oft unter, weil sie aus Zeit- und Energiemangel häufig kaum mehr beachtet werden. Mit der Zeit zweifelt man dann sogar die allgemeine Leistungsfähigkeit des Kindes an und nicht selten landen diese Kinder in einer Förderschule und werden als minderbegabt angesehen. Eine qualifizierte Diagnostik kann aber zwischen den allgemeinen intellektuellen Fähigkeiten und den schulspezifischen Fertigkeiten unterscheiden. Diese Kinder brauchen dringend eine spezifische Förderung, damit sie ihrer allgemeinen Leistungsfähigkeit entsprechend beschult werden können.

Auch Dyskalkuliker können hyperaktiv sein ...

30-40% der Dyskalkuliker zeigen neben ihrer Schwäche beim Rechnen auch ein Aufmerksamkeitsdefizit, das häufig mit einer Hyperaktivitätsstörung einhergeht (ADHS). Manche Kinder mit massiven Aufmerksamkeitsproblemen weisen keine hyperaktiven Verhaltensweisen auf (das sind dann die Träumertypen). Die Kinder mit ADHS haben Schwierigkeiten, ihre Aufmerksamkeit zu lenken und längerfristig aufrechtzuerhalten und lassen sich leicht von äußeren Reizen ablenken. Sie tun sich manchmal schwer, Dinge zu organisieren oder zu planen und brechen daher Aufgaben häufig frühzeitig ab. Sie verlieren oft Gegenstände, die sie für die Durchführung der Aufgaben brauchen (z.B. vergessen sie aufzuschreiben, was sie als Hausaufgabe aufhaben, oder vergessen öfter, das richtige Heft oder Buch einzupacken). Neben der Aufmerksamkeit sind Hyperaktivität und Impulsivität meist die Hauptprobleme im schulischen Alltag. Es fällt diesen Kindern schwer, sitzen zu bleiben. Unter Impulsivität versteht man die Schwierigkeit, einem Impuls standzuhalten, d.h., es fällt den Kindern schwer, Reaktionen zurückzuhalten; am liebsten würden sie sofort handeln oder die Antwort sofort geben – ohne abzuwarten, bis sie an der Reihe sind. Man spricht in diesem Fall auch davon, dass diese Kinder eine mangelnde Impulskontrolle haben. In den nächsten zwei Beispielen wird aufgezeigt, dass ADHS zusätzlich zur Dyskalkulie vorhanden sein kann (Fallbeispiel 3) und dass ein Aufmerksamkeitsdefizit aber auch die Ursache für die Entwicklung einer Rechenschwäche sein kann (Fallbeispiel 4).

■ Fallbeispiel 3: Dyskalkulie in Kombination mit einer Aufmerksamkeitsdefizit-Hyperaktivitätsstörung (ADHS)

Theo besucht die dritte Klasse. Es fällt ihm immer noch schwer, still sitzen zu bleiben und nicht immer dazwischen zu rufen, wenn die Lehrerin etwas erklärt. Außer im Unterrichtsfach Mathematik, da hat er keine Lust mitzureden. Es regt ihn auf. Er kapiert es einfach nicht und will sich damit auch gar nicht auseinandersetzen. Da wird er auch schon mal ganz wütend. Dann schreit er herum. Das letzte Mal hatte er sogar sein Federmäppchen durch die Klasse geworfen. Er wollte es nicht wirklich tun, aber er konnte den dringenden Handlungsimpuls einfach nicht kontrollieren. Theo findet, dass es auch meistens viel spannendere Sachen gibt als das blöde Rechnen. Erst in der letzten Stunde hat der Bauer seinen neuen Drescher ausprobiert und ist auf der Wiese neben der Schule ein paar extra Runden gefahren. Wie gerne hätte Theo mitgemacht. Die Lehrerin hat ihn zwar schon von der Fensterreihe weggesetzt (um zu verhindern, dass er allzuleicht abgelenkt wird und immer hinausschaut), aber es geht auch von der Reihe daneben noch ganz gut. Lukas hat seinen neuen MP3-Player dabei, der liegt jetzt in der Schulbank und Theo ist schon voller Erwartung, ob er in der Pause den MP3-Player ausprobieren darf. Wäre da nicht die blöde Mathe-Stunde. In der Mathe-Stunde fällt es Theo doppelt schwer aufzupassen. Theo ist doppelt belastet: auf der einen Seite sein ADHS und dann auch noch die deutlichen Schwierigkeiten im Umgang mit Zahlen und Mengen. Die Wissenslücken werden daher von Tag zu Tag größer. Ohne intensive Behandlung der beiden Probleme könnten seine Schwierigkeiten in Verhaltensauffälligkeiten resultieren, die nicht selten in einer massiven Lern- und Schulverweigerung enden.

■ Fallbeispiel 4: Dyskalkulie als Folge von ADHS

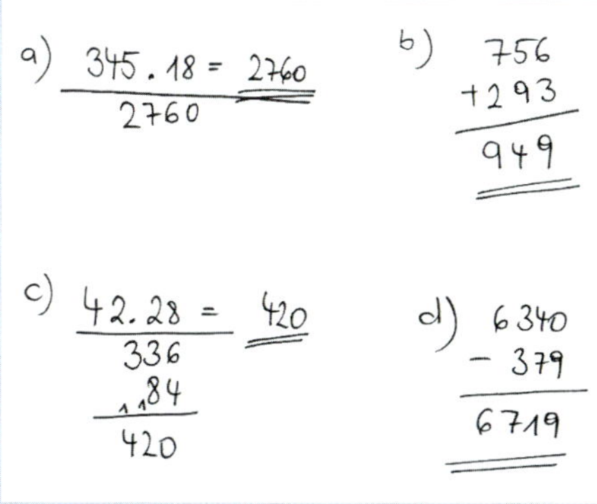

Abb. 9: Rechenbeispiele von Christian

Christian besuchte die fünfte Schulstufe, als er zur Therapie kam. Seine Lehrerin und auch seine Eltern bemerkten die wachsenden Schwierigkeiten und baten mich um eine differenzierte Abklärung. Christian hat sich als sehr freundlicher und aufgeschlossener Junge präsentiert. Trotz guter durchschnittlicher Intelligenz zeigten sich die ersten Probleme bereits bei der Bearbeitung der Grundrechenarten. Er bearbeitete die Aufgaben zügig, teilweise sehr schnell, sodass man den Eindruck hatte, er will die Rechnungen möglichst schnell hinter sich bringen. Die detaillierte Fehleranalyse zeigte, dass Christian teilweise mitten in der Bearbeitung einer Rechnung aufgehört hatte (siehe auch Beispiel a) in Abbildung 9) oder die Überträge nicht berücksichtigte (Beispiel b) in Abbildung 9). Christian hatte die Teilschritte oft korrekt berechnet, aber falsch untereinander geschrieben oder die falsche Prozedur gewählt (Beispiele c) und d) in Abbildung 9). Anfangs war die Ursache der Probleme nicht ganz eindeutig festzustellen. Christian zeigte neben seinen Schwierigkeiten in Mathe deutliche Zeichen einer ADHS. Es fiel ihm schwer, sich über längere Zeit zu konzentrieren. Dies war vor allem bei jenen Aufgaben der Fall, die ihn anstrengten. Er war sehr leicht ablenkbar und träumte öfter vor sich hin. Besonders schwer fiel es ihm, mehrere Schritte vorauszuplanen oder die Teilschritte einer komplexeren Aufgabe in der richtigen Reihenfolge durchzuführen. Christian hatte beim Training sehr schnell die wichtigsten Basiskompetenzen erworben. Er bewegte sich immer sicherer in diesem unbeliebten Terrain der Arithmetik. Trotz massiver Fortschritte im Einzeltraining schaffte er es nicht, seine Leistungsbesserungen auch in der Schule sichtbar zu machen. Es wurde mit der Zeit deutlich, dass nicht die Dyskalkulie, sondern die ADHS einer Behandlung bedurfte.

Es ist nicht immer auf den ersten Blick ersichtlich, ob die rechnerischen Fertigkeiten oder die Aufmerksamkeitsprobleme das ursprüngliche Problem sind. Vor allem weil diese Probleme öfter auch zusammen auftreten können.

Dyskalkulie und emotionale Störungen ...

Durch das wiederholte Leistungsversagen und die ständig wiederkehrenden Misserfolge leidet das Selbstwertgefühl der Kinder enorm. Oft kommt noch eine fehlende Akzeptanz seitens der Eltern und Geschwister dazu. Wer sieht schon gerne die Schwächen eigener Kinder? Die Kinder trauen sich immer weniger zu. Auch die anfangs vorhandenen Ressourcen (z.B. Lesen, Schreiben, usw.) werden von den Kindern immer mehr bezweifelt und sie betrachten sich selbst immer mehr als die Ursache für das Problem. Anfänglich versuchen die Kinder das Problem zu vermeiden. Sie verweigern die Hausaufgaben und versuchen möglichst wenig mit dem Problem konfrontiert zu werden. Viele Kinder flüchten sich (meist unbewusst) in Schmerzen und haben oft Bauch- bzw. Kopfschmerzen, weshalb sie nicht in die Schule gehen können. Wenn dann gerade eine wichtige Mathe-Arbeit auf dem Programm steht, wird die Arbeit nicht mitgeschrieben (die Angst vor der nachzuholenden Schularbeit bleibt jedoch und wird meist immer größer). Mittags sind die Schmerzen häufig wieder verflogen und es spricht nichts dagegen, mit der Freundin ins Kino oder in die Eisdiele zu gehen. Es könnte den Anschein erwecken, dass die Kinder simulieren. Aktuelle Untersuchungen zeigen jedoch, dass ein erheblicher Anteil dieser Kinder tatsächlich Schmerzen empfindet, auch wenn keine körperliche Ursache vorhanden ist. Diese Schmerzen sind psychisch bedingt und enden dann, wenn die Ursache (in diesem Fall die Schularbeit oder

Prüfung) nicht mehr vorhanden ist. Man spricht hier von Prüfungsangst (solange sich die Angst auf die möglichen Prüfungssituationen beschränkt). Sie kann aber mehr oder weniger nahtlos in eine generalisierte Schulangst übergehen, wenn die Kinder allgemein Angst vor der Schule und den schulischen Anforderungen haben. Dieses Verhalten führt jedoch zu noch größeren Wissenslücken und die damit verbundenen Schwierigkeiten werden immer größer, bis sie schier unüberwindbar erscheinen.

Fallbeispiel 5: Dyskalkulie und emotionale Störungen

Sarah war ein eher schüchternes und ruhiges Mädchen. Ihre ältere Schwester war überdurchschnittlich intelligent und der ganze Stolz der Familie. Sarah konnte trotz ihrer guten durchschnittlichen Intelligenz an die Leistungen der Schwester nicht heranreichen. Täglich wurde ihr mehr unbewusst als bewusst mitgeteilt, wie schlecht ihre Leistungen sind. Sarah ging von Anfang an nicht sehr gerne zur Schule. Sie wusste, dass sie – relativ zu den Leistungen der Schwester - nur verlieren konnte, egal wie sehr sie sich auch anstrengte. Ihre Leistungen wurden immer schlechter und sie zog sich immer mehr zurück. Es gab immer mehr Streit zwischen Mutter und Tochter, da sie täglich ihre Hausaufgaben verweigerte. Alles hat man ihr tausendmal erklären müssen. Es wurde auch für die Mutter zu viel. Als Sarah dann in der zweiten Klasse zur Diagnostik vorgestellt wurde, zeigten sich klare Defizite in den rechnerischen Leistungen. Während der Testung war sie sehr angestrengt und reagierte immer wieder mit unwillkürlichen Bewegungen der Gesichtsmuskulatur (Tics). Sie war sehr ängstlich und kontrollierte jede Aufgabe mühsam nach. Da ihre Strategien sehr unreif waren, nahm diese Prozedur sehr viel Zeit in Anspruch. Sarah erzählte mir, dass sie Kopfschmerzen bekommt, wenn sie die Zahlen länger anschauen muss, und dass sie einfach zu doof für das Rechnen sei. Sie habe Angst vor der Schule, da ihre Lehrerin sehr streng sei.

In solchen Fällen ist es besonders wichtig, nicht nur mit dem Kind, sondern auch mit seinen Bezugspersonen und den betroffenen Lehrpersonen zu arbeiten. Die Eltern und auch die Lehrer wollen den Kindern natürlich helfen, können aber oft nicht verstehen, warum ein intelligentes Kind beim Addieren von 2+3 Probleme hat, gleichzeitig aber komplexe Texte ohne Schwierigkeiten lesen und interpretieren kann. Diese Diskrepanz im Leistungsverhalten eines Kindes wird leider oft falsch verstanden und den Kindern wird Faulheit oder fehlender Fleiß vorgeworfen: „Sie müsste sich nur mehr anstrengen!", „Das kann doch nicht sein?" usw. Die Kinder sind in dieser Hinsicht oft sehr sensibel und reagieren sehr stark auch auf kleinste Abwertungen. Bereits sehr früh zeigen sie starke Selbstzweifel und haben nach einer gewissen Zeit nur mehr wenig bis gar kein Vertrauen in die eigenen Fähigkeiten. Im Therapiealltag bedeutet das, dass sowohl das Kind als auch seine Eltern - und in manchen Fällen auch die Lehrkräfte - Unterstützung brauchen, um diese negative Spirale zu durchbrechen. Die Ressourcen des Kindes müssen wieder aktiviert werden. Das Kind hat gelernt, dass Übung nichts hilft. Im ersten Schritt muss es nun also lernen, wieder die Kontrolle über sein (Leistungs-)Verhalten zu bekommen: „Ich kann durch mein Tun etwas verändern. Ich werde vielleicht nicht der Beste sein, aber das ist auch nicht das Ziel." Die Eltern müssen verstehen, dass ihr Kind nicht mit Absicht schlechte Noten nach Hause bringt und schon gar nicht faul ist und vor allem, dass es jetzt ihre volle Unterstützung braucht. Das ist nicht immer leicht. Dabei hilft es oft zu wissen, dass auch berühmte und beruflich äußerst erfolgreiche Menschen eine Dyskalkulie oder Legasthenie haben können (z.B. Prof. Dr. Grimm, Humangenetiker), d.h., die schulische Laufbahn und die berufliche Karriere sind nicht zwingend von dieser Diagnose beeinträchtigt. Ein Mindestausmaß an arithmetischen Fertigkeiten und arithmetischem Verständnis ist jedoch für jede schulische (und fast jede berufliche) Laufbahn notwendig und unumgänglich, und daher müssen Eltern und Kind da gemeinsam durch.

Die psychischen Folgen einer unbehandelten Dyskalkulie ...

Leider ist Dyskalkulie noch immer nicht überall bekannt und als Störung anerkannt. Viele Eltern und leider auch Lehrer haben noch sehr wenig bis gar nichts davon gehört. Diesen Eltern und Lehrern fällt es auch schwer, Dyskalkulie als Ursache für Leistungsprobleme und Schulschwierigkeiten anzuerkennen.

▪ Fallbeispiel 6: eine erst im Jugendalter erkannte Dyskalkulie

Laura besuchte die achte Klasse einer Hauptschule. Seit vielen Jahren kämpfte sie mit ihrer Rechenschwäche und wurde oft als faul und unmotiviert bezeichnet. Keiner erkannte ihre Not. Anfangs konnte sie sich durch die Erfolge in anderen Schulfächern motivieren, mit der Zeit verweigerte sie immer mehr und fühlte sich unverstanden und inkompetent. Nach der Diagnosestellung, die erst in der achten Klasse erfolgte, fühlte sie sich das erste Mal verstanden und war bereit zu kämpfen. Die acht Schuljahre voller Misserfolge haben aber deutliche Spuren hinterlassen, die man nicht innerhalb von Tagen oder Wochen tilgen kann, und die Therapie erfordert viel Geduld, wobei es wichtig ist, dass kleine Lernfortschritte gesehen und gewürdigt werden. Laura schaffte es trotz durchschnittlicher Intelligenz leider nicht, die Hauptschule zu beenden. Sie ist nach kleinen Rückschlägen bedauerlicherweise immer wieder sehr schnell in ihre Verweigerung gefallen und es war sehr schwer, sie aus dieser negativen Spirale herauszuholen. Sie musste zuerst lernen, ihre Schwäche zu akzeptieren und genauer zwischen ihren Stärken und Schwächen zu differenzieren. Sie bekam eine neue Chance, indem sie eine Ausbildungsstelle in einem geschützten Rahmen erhielt. Dort lernte sie dann endlich, wie sie ihre Ressourcen bestmöglich entfalten konnte.

Förderung und Therapie

Nach der Diagnosestellung steht man als Eltern oft vor der Frage „Was jetzt?" In vielen Fällen wird man mit dieser Frage als Elternteil leider alleine gelassen. Die Schule hat oft ihre (Be-)Handlungsspielräume erschöpft und die Lehrpersonen können meist auch nicht weiterhelfen. Auch wenn Dyskalkulie von der Weltgesundheitsorganisation als eigenständige Diagnose anerkannt ist, scheinen die Krankenversicherungsträger sie nicht so zu würdigen wie andere Diagnosen, da die Kosten für die Übernahme einer Dyskalkulie-Therapie von den Kostenträgern vielerorts nicht übernommen werden. Das Jugendamt, an das sich die Eltern dann noch wenden können, hat leider auch in vielen Fällen das Budget bereits überschritten und kann nur im äußersten Notfall einspringen. Hierfür muss aber meist eine „seelische Behinderung" drohen oder bereits bestehen. Die (finanzielle) Last bleibt also meist bei den Eltern hängen. Dazu kommt noch, dass das Therapieangebot (abhängig von der Region) oft sehr vielfältig ist.

Wie kann ich nun als Laie entscheiden, welche Art und Form der Therapie für mein Kind die beste ist? Die Nachhilfe von einer Studentin oder doch eher die Förderung in einem Nachhilfeinstitut? In der Gruppe oder doch allein? Eine Dyskalkulie-Therapie oder doch lieber die ganzheitliche Lerntherapie? Auch die Bezeichnung verrät den Eltern nicht immer, was dahinter steckt. Ist ein Training besser als eine Förderung, oder doch eine Intervention und vielleicht ist Therapie noch besser? Leider werden diese Begriffe sehr uneinheitlich verwendet und daher finde ich eine Spezifizierung an dieser Stelle nicht wirklich hilfreich. Es hilft nur eins, genau nachfragen und genau hinschauen!

Das größte Problem ist, dass man diese Fragen nicht einfach pauschal beantworten kann. Wie bereits beschrieben, gibt es sehr viele verschiedene Formen der Dyskalkulie und die betroffenen Kinder können sowohl in Bezug auf das Lern- und Leistungsverhalten als auch in Hinblick auf die Begleitstörungen sehr unterschiedlich sein. Für die Entscheidung, welche Therapieform für ein bestimmtes Kind adäquat ist, spielen sehr viele Faktoren eine Rolle. Im Folgenden sollen die einzelnen Punkte systematisch bearbeitet werden:

Gruppe oder Einzelförderung? In vielen Fällen ist das eine Kostenfrage. Natürlich ist ein Einzelsetting im Vergleich zum Gruppensetting meist wesentlich teurer. Auf der anderen Seite hat der Trainer bzw. Therapeut in der Einzelsitzung deutlich mehr Möglichkeiten, auf die spezifischen Bedürfnisse einzelner Kinder einzugehen und kann dadurch wesentlich effektiver arbeiten. Vereinzelt gibt es aber auch

Kinder, für die ein Gruppensetting von Vorteil ist. Das sind zum Beispiel solche Kinder, denen es schwerfällt, im Mittelpunkt der Aufmerksamkeit zu stehen und immer (d.h. zu jedem Zeitpunkt der Förderstunde) hundert Prozent einsatz- und leistungsbereit zu sein. Wichtig ist dabei, darauf zu achten, dass die Gruppengröße wirklich minimal bleibt. Bei zwei bis vier Kindern kann der Therapeut noch relativ gut die individuellen Anforderungen der einzelnen Kinder koordinieren. Bei größeren Gruppen geht die notwendige individuelle Betreuung sehr schnell verloren. Auch die Dynamik in der Gruppe muss stimmen. Es kann sehr effektiv sein, wenn man ein gesundes Konkurrenzverhalten herstellt. Auf der anderen Seite kann es sehr schwierig werden, wenn die Kinder sich untereinander vergleichen und ein oder einige Kinder dabei schlechter abschneiden als andere.

Nachhilfe (privat oder in einem professionellen Nachhilfeinstitut) setzt meist am aktuellen Schulstoff an. Man setzt sich mit den aktuellen Problemen auseinander und versucht diese zu lösen. Das Problem der meisten Dyskalkuliker ist aber, dass ihre Probleme viel tiefer liegen und meist nicht sofort, sondern oft erst später sichtbar werden. Beginnt man also mit dem Schulstoff, sind die Lerninhalte meist schon zu komplex und der Erfolg stellt sich entweder gar nicht ein oder dauert dann oft nicht lange an. In anderen Worten: Kinder mit Dyskalkulie haben oft Probleme bei numerisch-rechnerischen Fertigkeiten, die gewöhnlich im Laufe der Kindergarten- und Vorschulzeit quasi automatisch (d.h. im Alltag) erworben werden. Sind diese basisnumerischen Fertigkeiten bei Schuleintritt nicht etabliert (wie dies bei vielen dyskalkulischen Kindern der Fall ist, da sie diese basisnumerischen Fertigkeiten eben nicht automatisch im Zuge der Alltagsaktivitäten erwerben) oder ist diese Basis zu instabil, stürzt das Kartenhäuschen oft wieder ein.

Eine **ganzheitliche Methode**, also eine Therapie, bei der man nicht problem- oder symptomorientiert arbeitet, sondern das Kind als Gesamtheit zu sehen versucht, kann in manchen Fällen hilfreich sein. Manchmal kann sie jedoch auch eine Bremse sein. In vielen Fällen haben die Kinder neben der Dyskalkulie noch andere Probleme, die man in der Therapie nicht außer Acht lassen sollte. Wichtig ist dann aber, dass der Therapeut das eigentliche Problem nicht aus den Augen verliert. Rechnen kann man nur dadurch lernen, dass man sich mit dem Rechnen auseinandersetzt. Wenn Ihr Kind Ihnen nach mehreren absolvierten Stunden noch nichts von Zahlen, Mengen, Zählen und Rechnen in der Förderstunde berichtet, sollten sie hellhörig werden und den Therapeuten nach seiner Förderplanung fragen.

Der deutsche **Bundesverband für Legasthenie und Dyskalkulie e.V.** (BVL) ist ein Elternselbsthilfeverband, der sich genau dieser und ähnlicher Sorgen betroffener Eltern angenommen hat. Der BVL bietet für Ausbildungseinrichtungen eine Zertifizierung an. Diese Zertifizierung ist eine Qualitätskontrolle, da Therapeuten, die nach den Kriterien des BVL ausgebildet sind, gewisse Qualitätsstandards erfüllen müssen. Die Teilnehmer dieser zertifizierten Ausbildungen bekommen dann den geschützten Titel „Dyskalkulie-Therapeut nach BVL" (bzw. „Dyslexie-Therapeut nach BVL für Legasthenie). Wenn ein Therapeut diesen Titel trägt, kann man als betroffener Elternteil davon ausgehen, dass er eine fundierte Ausbildung hat und die Förderinhalte und -methoden an (inter)nationalen Standards orientiert sind. Im Anhang finden Sie die Kontaktdaten und die Homepage-Adresse des BVL (dort bekommen Sie auch eine Auflistung der vom BVL anerkannten Therapeuten).

Eine wesentliche Komponente, die den Therapieerfolg maßgeblich beeinflusst, ist die Beziehung zwischen dem Kind und dem Therapeuten. Daher kann eine gute Therapeut-Kind-Beziehung kurzfristig zur Verbesserung der Symptomatik führen. Das Kind steht im Mittelpunkt und bekommt Verständnis und Anerkennung vom Therapeuten. Aus diesem Grund ist es für die Eltern noch schwieriger zu entscheiden, ob eine bestimmte Therapie für ihr Kind richtig ist oder nicht. Wünschenswert wären eine gute Beziehung zwischen Kind und Therapeuten *und* eine wissenschaftlich fundierte Vorgangsweise. Nur dann kann man die (Förder-) Zeit am effektivsten nutzen und die betroffenen Kinder zum Lernerfolg führen.

Überblick über aktuelle Förderprogramme, Bücher und Lernspiele zur Dyskalkulie

Ausgewählte Förderprogramme (keine vollständige Übersicht)

- **BIENE MINA und KÄFER KARL**
  von Annemarie Fritz-Stratmann

Das Förderkonzept Biene Mina ist ein Basistraining für Kinder im letzten Kindergartenjahr. Das Ziel des Trainings ist es, spielerisch rechnerische Vorläuferfertigkeiten erwerben zu können. Dadurch sollen alle Kinder bei Schuleintritt die gleichen Startmöglichkeiten haben.
Für die schwächeren Kinder wurde zusätzlich das Intensivtraining Käfer Karl entwickelt. Die Autorin empfiehlt, das Training in der Übergangszeit Kindergarten und Grundschule oder in der Eingangsstufe der Grundschule durchzuführen.

- **KALKULIE**
  von Annemarie Fritz, Maria Gerlach und Gabriele Ricken

Kalkulie ist ein Diagnose- und Trainingsprogramm für Kinder mit Dyskalkulie ab der ersten bis zur dritten Klasse. Aufbauend auf der Diagnostik findet man in der Handreichung Ideen und Vorschläge für eine gezielte Intervention. Ausgearbeitete Materialien ermöglichen die direkte Anwendung in der Praxis. Das Programm richtet sich vor allem an Lehrkräfte und sollte als zusätzliche Fördermöglichkeit betrachtet werden.

- **ENTDECKUNGEN IM ZAHLENLAND**
  von Gerhard Preiß

Zahlenland 1 und Zahlenland 2 sind für Kinder ab vier Jahren geeignet. Das Ziel dieser beiden Förderprogramme ist die Vermittlung von numerischem Grundlagenwissen. Das Zahlenland 3 wurde spezifisch für Grundschulpädagogen entwickelt und dient als Ergänzung zu den Schulbüchern im Unterricht.

- **MENGEN, ZÄHLEN, ZAHLEN**
  von Kirstin Krajewski, Gerhild Nieding und Wolfgang Schneider

Das Frühförderprogramm fördert gezielt spezifische und unspezifische Vorläuferfertigkeiten des rechnerischen Denkens. Es besteht aus drei Förderschwerpunkten: den numerischen Basisfertigkeiten, dem Verständnis der Anzahlordnung und den Teil-Ganzes-Beziehungen. Beim ersten Schwerpunkt lernen die Kinder, die Zahlen bis 10 und deren entsprechende Mengen bzw. Anzahlen zu bestimmen (Basisfertigkeiten). Der zweite Schwerpunkt befasst sich mit der Mächtigkeit einer (An-)Zahl, dabei lernen die Kinder die Zahlen nach ihrer Größe (Mächtigkeit) zu ordnen und vergleichen (Anzahlkonzept). Im dritten Schwerpunkt werden die Zahlen zueinander in Beziehung gesetzt. Hier lernen die Kinder, dass man Mengen auch zerlegen und wieder zusammensetzen kann (Teil-Ganzes Prinzip bzw. Anzahlrelationen). Das Förderprogramm ist für Kinder von vier bis sechs Jahren geeignet.

▪ RECHENSCHWÄCHE WAS TUN?

von Karin Elke Krüll

Dieses Förderprogramm beinhaltet laut Autorin im Wesentlichen drei Ziele: Erstens soll im Laufe der Förderung das negative Selbstkonzept des Kindes bezüglich der Rechenleistung verändert werden. Zweitens sollen die Grundlagen des Rechnens erlernt und mit dem eigenen Handeln in Beziehung gesetzt werden. Und Drittens sollen die Fördersituation und vor allem das Rechnen mit einer positiven Grundhaltung assoziiert werden. Dieses Konzept bezieht sich also sehr stark auf die sozioemotionalen Komponenten beim Lernen und versucht die Lernmotivation des Kindes zu erhöhen.

▪ RECHENSCHWÄCHE ÜBERWINDEN

von Bernd Ganser, Marianne Schindler und Sibylle Schüller

Rechenschwäche überwinden ist eine Einleitung und Förderhilfe für die Bearbeitung des Zahlenraums bis 100. Sie dient der gezielten Unterstützung im Regel- aber auch Förderunterricht. Die Förderhilfe besteht aus einer kurzen Einleitung zur Fehleranalyse und beinhaltet viele Förderideen und Arbeitsblätter, die sich direkt für die praktische Anwendung in Form von Kopiervorlagen anwenden lassen.

Ausgewählte Bücher zu diesem Thema (keine vollständige Übersicht):

- Rechenschwäche verstehen – Kinder gezielt fördern. Ein Leitfaden für die Unterrichtspraxis; von Michael Gaidoschik; erschienen im Persen Verlag
- Rechenschwäche – Dyskalkulie; von Michael Gaidoschik; erschienen im Persen Verlag
- Dyskalkulie; von Karin Landerl und Liane Kaufmann; erschienen im Reinhardt Verlag
- Diagnostik von Rechenstörungen; von Claus Jacobs und Franz Petermann; erschienen im Hogrefe Verlag
- Ratgeber Rechenstörungen; von Claus Jacobs, Franz Petermann und Klaus Gehrmann; erschienen im Hogrefe Verlag
- Rechenschwäche, Rechenstörung, Dyskalkulie; von Friederike Lenart, Norbert Holzer und Hubert Schaupp; erschienen im Leykam Verlag

Was kann ich zu Hause für mein Kind tun?

Fingerspiele

Finger spielen eine besondere Rolle beim Rechnen. Ein guter Umgang mit dieser „ersten Rechenmaschine" kann den Kindern den Einstieg in die Zahlenwelt erleichtern. Ermuntern Sie also Ihr Kind, mit Fingern zu rechnen. Manche Kinder haben anfänglich noch Schwierigkeiten, die Fingerbilder (also Abbildungen der Anzahlen mithilfe der Finger, siehe Abbildung 10) darzustellen. Die Feinmotorik spielt da nicht immer so mit, wie es die Kinder gerne hätten. Zum Training der Feinmotorik eignen sich verschiedene Fingerspiele.

- Sie können Fingerbilder darstellen und die Kinder machen diese nach. Zuerst einfachere Fingerbilder (siehe Abbildung 10), später immer schwierigere. Nun ist Ihr Kind an der Reihe und macht Ihnen Fingerbilder vor, die Sie dann nachmachen. Man kann dieses Spiel in der Luft machen oder auf einer festen Unterlage (z.B. Tisch). Es geht dabei nicht um das Erkennen der Anzahlen oder Mengen, sondern einfach um die Feinmotorik.
- Der Schwierigkeitsgrad kann auch erhöht werden. Sie machen zwei und dann drei Fingerbilder hintereinander und Ihr Kind soll versuchen, diese nachzumachen. Dann wieder umgekehrt: Das Kind macht vor und Sie machen es nach. Immer mit Spaß und Lob für gut gemeisterte Aufgaben.
- Im nächsten Schritt versuchen Sie es mit dem Darstellen von Anzahlen. Zeigen Sie mithilfe Ihrer Finger eine bestimmte Anzahl (Achtung: immer die gleichen Fingerbilder für die gleiche Anzahl verwenden). Also die 1 immer mit dem Daumen und nicht einmal mit dem Daumen und dann mit dem Zeigefinger zeigen). Danach ist wieder Ihr Kind an der Reihe und Sie raten, welche Anzahl die vom Kind gezeigten Fingerbilder darstellen.

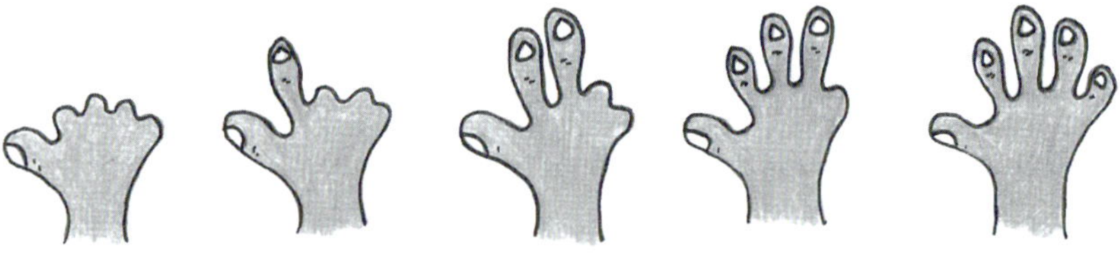

Abb. 10: Fingerbilder

- Ein wenig schwieriger wird das Spiel, wenn man die Fingerbilder hinter dem Rücken produziert. Der Spieler, der die Anzahl benennen soll, muss dann natürlich auch hinter dem Rücken des Gegenspielers stehen. Zur Abwechslung kann man die Finger auch mit einem Tuch am Tisch verstecken. Es geht dabei darum, die Fingerbilder ohne visuelle Kontrolle korrekt zu bilden.
- Sie nennen eine Zahl bis 10 und Ihr Kind zeigt Ihnen möglichst schnell das entsprechende Fingerbild und wieder umgekehrt.
  Das Ziel dieser Spiele besteht darin, dass die Kinder die vorgegebene Anzahl darstellen lernen, ohne die Finger jedes Mal zählen zu müssen. Die Kinder sollen also die vorgegebenen Fingerbilder im Gedächtnis abspeichern und quasi automatisch mit der dazugehörenden Anzahl verknüpfen lernen.

Würfelspiele

Ähnlich wie bei den Fingerbildern sollen die Kinder lernen, die vorgegebenen Würfelbilder zu erkennen und die dargestellte Anzahl mit einem Blick zu erfassen.

- Sie würfeln und benennen die dargestellte Anzahl. Dann ist Ihr Kind an der Reihe.
- Sie können aber auch mit mehreren Würfeln würfeln und dann alle Würfel mit einer 1, 2, 3, usw. heraussuchen.
- Sie können die Würfel auch sortieren. Dabei alle Würfel mit der 1 auf einen Haufen legen, jene mit der 2 auf einen anderen Haufen legen usw.
- Sie können mehrere Würfel in eine Reihe stellen und versuchen, möglichst schnell die dargestellten Anzahlen zu benennen. Dann ist wieder Ihr Kind an der Reihe. Bauen Sie ruhig auch mal Fehler ein. Damit prüfen Sie, ob Ihr Kind die Aufgaben mitverfolgt, und erhöhen zusätzlich die Motivation des Kindes genau aufzupassen. Außerdem lernen die Kinder, dass es nicht schlimm ist, Fehler zu machen und auch den Erwachsenen Fehler unterlaufen können. Die Botschaft soll sein, dass das Üben wichtig ist, um die Anzahl der Fehler zu verringern.
- Mit den Würfeln können Sie auch die Ordinalität (also das Verständnis dafür, dass Zahlen auch Reihenfolgen darstellen) üben. Legen Sie dazu mehrere Würfel in eine Reihe, nun soll Ihr Kind den dritten (vierten, siebten, achten etc.) Würfel benennen. Dann sind Sie wieder dran.

Förderung des Zählens

Zählen ist eine sehr wichtige Kompetenz. Die Beherrschung der Zählprinzipien (siehe auch Seite 10-11) ist eine wichtige Voraussetzung für die späteren Leistungen.

- Zählen Sie alles, was Ihnen einfällt (Würfel, Autos, Menschen, Tiere, Bäume, Teller, Töpfe ...), nicht nur zu Hause am Tisch, sondern auch draußen in der Natur.
- Sie können die Schritte zählen, eine bestimmte Anzahl von Schritten gehen. Sie können aber auch springen und dabei zählen.
- Um das Zählen zu üben, eignen sich auch Brettspiele sehr gut. Am besten wählen Sie für den Anfang ganz einfache Spiele, die man auch ohne komplizierte Regeln spielen kann.
- Von Zahl-zu-Zahl- oder Punkt-zu-Punkt-Spiele eignen sich auch sehr gut, um das Zählen zu üben. Dabei hat man ein unfertiges Bild, bei dem man sich von Punkt 1 vorwärts bewegt und das Bild (Punkt für Punkt) vervollständigen soll. Zusätzlich werden bei diesem Spiel auch die arabischen Zahlen trainiert.

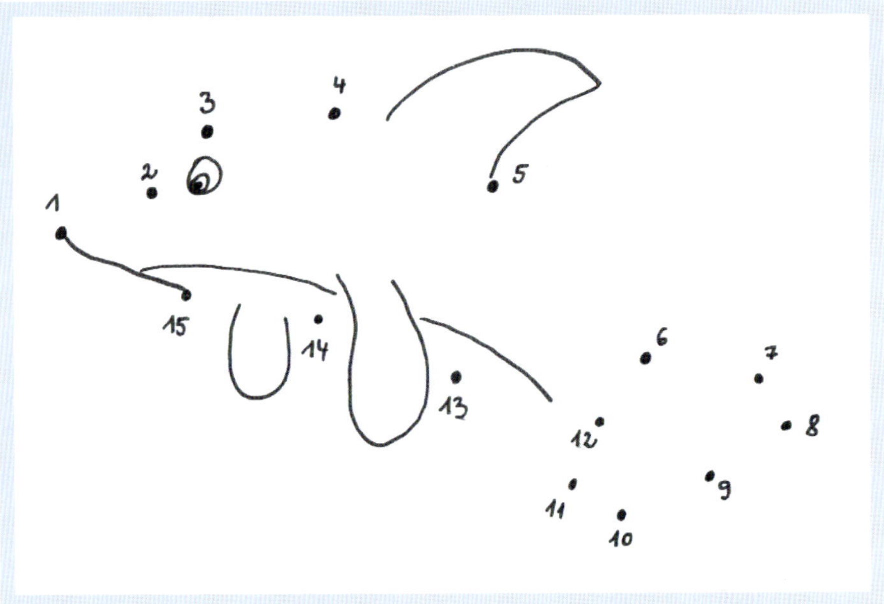

Abb. 11: Punkt-zu-Punkt-Bild

Bei den Zählspielen geht es vor allem darum, die stabile Reihenfolge und die Eins-zu-eins-Zuordnung zu trainieren und zu verfestigen.

Umgang mit Mengen

Mengen zu erkennen, aber auch zu vergleichen ist das nächste Ziel.

- Hier kann man wieder unsere Würfelsammlung ins Spiel bringen. Sie sortieren ein paar größere Würfel aus Ihrer Sammlung und legen diese auf den Tisch. Auf die gegenüberliegende Seite legen Sie mehrere kleinere Würfel. Achten Sie aber darauf, dass die größeren Würfel einen größeren Raum einnehmen (d.h. eine längere Reihe bilden) und fragen Sie nun Ihr Kind, auf welcher Seite mehr Würfel sind. Es geht dabei darum, den Kindern zu verdeutlichen, dass die größere Anzahl (an Würfeln) nicht immer (aber oft) den größeren Raum (die längere Reihe) einnimmt. Es sollte dabei aber für sie ohne zu zählen erkennbar sein, wo mehr Würfel liegen.
- Sortieren Sie die Würfel nach der Farbe und zählen Sie, wie viele Würfel es von jeder Farbe gibt.
- Es können aber auch Steine, Nudeln oder Legobausteine sein. Zählen und vergleichen kann man einfach alles.
- Ein sehr schönes Spiel, um den Umgang mit Mengen zu trainieren, finden Sie bei der IQ-Spiele GmbH (www.IQ-spiele.de). Es heißt WASSERPLATSCHE und die Kinder können dabei lernen Mengen zu zerlegen, zu vergleichen und zu verändern. Eine schwierigere Variante mit dem gleichen Lernziel ist das Spiel WÜRGELZAUFENAHL von der gleichen Firma.
- Zeigen Sie Mut zum Schätzen! Schätzen Sie, wie viele Bücher auf dem Tisch liegen. Wie viele Würfel, Nudeln, Steine, Autos ... sind da? Und zählen Sie dann nach. Wer war näher? Wer hat es genauer geschätzt? Dabei geht es darum, dass die Kinder ein Gefühl für die Anzahlen bzw. Mengen entwickeln. Das Schätzen fällt vielen Kindern mit Dyskalkulie schwer. Sie haben kein Gefühl dafür, ob eine bestimmte Anzahl oder Menge viele oder wenige Objekte beinhaltet.

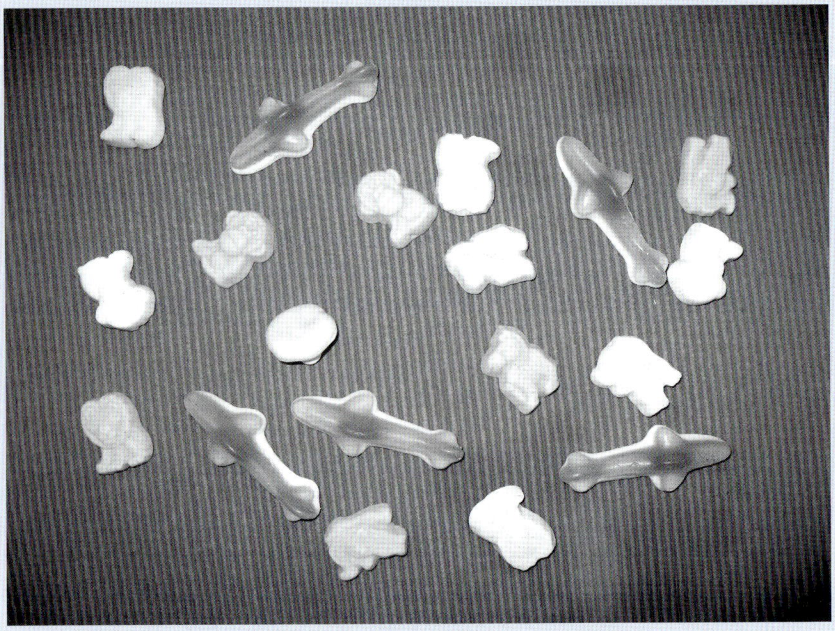

Abb. 12: Schätzen Sie, wie viele Gummitiere auf dem Tisch liegen?

- Spielen Sie ein Fragespiel (z.B. beim Autofahren): Sind 2 Blumen auf der Wiese viel oder wenig? Sind 7 Autos auf der Autobahn viel oder wenig? Sind 20 Schokotafeln zu Hause viel oder wenig? Sind 5 Hunde in einer Familie viel oder wenig? usw. Wechseln Sie sich mit dem Fragen ab: einmal sind Sie und ein andermal ist Ihr Kind an der Reihe. Und vergessen Sie nicht, Fehler zu machen! Auch als Elternteil muss man nicht immer perfekt sein.

Teil-Ganzes-Beziehung

In nächsten Schritt sollten die Kinder spielerisch lernen, dass eine Menge bzw. eine bestimmte Anzahl auch zerlegt werden kann - also aus zwei oder mehreren Teilmengen bzw. Anzahlen besteht.

- Nehmen Sie zwei Steine oder Bonbons und bitten Sie das Kind, diese zwischen sich selbst und Ihnen aufzuteilen. Das Kind wird Ihnen wahrscheinlich einen Stein geben und sich selbst den anderen Stein nehmen. Fragen Sie dann nochmals: „Gibt es auch eine andere Möglichkeit, diese Steine/Bonbons aufzuteilen?" Meistens versuchen die Kinder, sehr gerecht zu sein, und theoretisch betrachtet gibt es keine andere gerechte Aufteilung. „Und wenn man nicht ganz gerecht ist? Kann man die Steine/Bonbons dann auch anders aufteilen?" Es geht darum herauszufinden, dass man eine Menge, die aus 2 Objekten besteht, auch 2 und 0 verteilen kann. Dieses Spiel können Sie mit unterschiedlichen Gegenständen bis zur Menge von 10 spielen (lassen Sie dabei die 0 und die 1 nicht aus!).

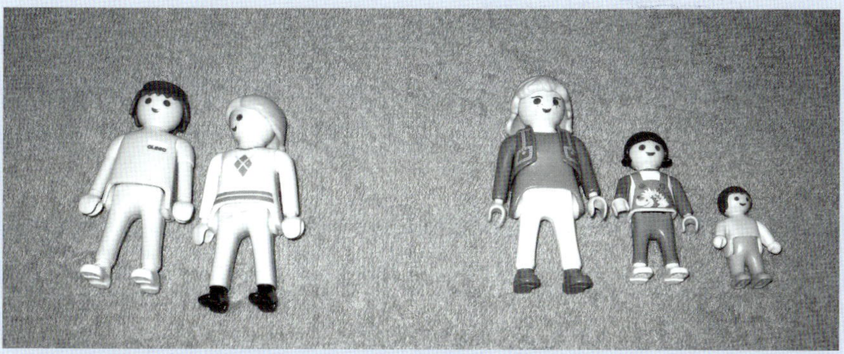

Abb. 13: Material zur Aufgabe „Teile Playmobil-Männchen auf"

- Wenn Sie alle Möglichkeiten durchgespielt haben, können Sie Ihr Kind fragen: „Könnten wir aus diesem Spiel eine Rechnung aufschreiben? Wie würde die aussehen?" Und wieder gehen Sie alle Zerlegungen der Mengen zwischen 0 und 10 durch und schreiben dann die entsprechenden Rechnungen (z.B. 2+3=5) auf. Bei kleineren Kindern ist es oft notwendig, nicht alle möglichen Rechnungen auf einmal durchzuführen. Also erst dann zur nächsten Menge wechseln, wenn die kleinere Menge gut verstanden worden ist.

Das Verständnis für die Teil-Ganzes-Beziehung ist eine notwendige Voraussetzung, um Additionen und Subtraktionen zu verstehen (hier kann ich auch den Rechenkoffer von Susanne Galonska, erhältlich bei der IQ-Spiele GmbH, empfehlen).

Verständnis für das Basis-10-System

Manche Kinder mit Rechenschwäche bzw. Dyskalkulie zeigen enorme Schwierigkeiten beim Verständnis des arabischen Platz-mal-Wert-Systems, wie bereits in Kapitel 1 beschrieben (vgl. Seite 16). Platz-mal-Wert-System bedeutet, dass die Ziffer 2 an der Einerstelle in 42 eine andere Bedeutung (andere Menge ausdruckt) als in der Zahl 24, wo sie an der Zehnerstelle liegt (obwohl sie beides mal gleich aussieht).

- Lesen und Schreiben von Zahlen: Schreiben Sie ein Zahlendiktat mit Ihrem Kind. Oder Ihr Kind darf Ihnen Zahlen diktieren (das Kind soll sich vorher Zahlen auf ein Blatt schreiben) und Sie schreiben ein Diktat – danach darf Ihr Kind kontrollieren. Machen Sie ruhig auch mal einen Fehler oder vereinbaren Sie mit Ihrem Kind, dass Sie absichtlich Fehler begehen und das Kind diese suchen soll.
- Darstellen von Zahlen mithilfe von Steinen und Stäbchen. Bei der Zehner-Überschreitung werden die Steine (bzw. Stäbchen) in Säckchen gepackt oder gebündelt. Ein Bündel bzw. Säckchen stellt dann einen Zehner dar. Die dargestellten Werte soll das Kind dann benennen und aufschreiben. Es geht bei allen Spielen darum, zwischen den Wörtern, arabischen Symbolen und konkreten Mengen wie bei einer Fremdsprache zu „übersetzen".
- Geheimsprache: 1Z 2E was bedeutet das? In diesem Fall 12 (ein Zehner und zwei Einer). Erlauben Sie dem Kind zu Beginn ruhig das Verwenden von Anschauungsmaterialien, also konkreten Objekten wie Steinchen oder Stäbchen, mit denen es die Geheimsprache leichter „übersetzen" bzw. nachlegen kann. In unserem Beispiel wären das ein Säckchen und zwei extra Steine.

Faktentraining

Jede Mutter und jeder Vater kennt das Problem mit den Malreihen. Das Auswendiglernen der Malreihen ist für jedes Kind ungewohnt und erfordert viel Disziplin. Manche Kinder können sich leichter mit den vielen Wiederholungen beim Erlernen der Malsätzchen anfreunden, anderen fällt das mühsame Auswendiglernen etwas schwerer. Wichtig dabei sind folgende Regeln:

- Nie ohne Verständnis auswendig lernen. Die Kinder sollen also vor dem Auswendiglernen bereits das Prinzip des Multiplizierens (also des Malnehmens) verstehen. Multiplizieren stellt eine wiederholte Addition (also Plus-Rechnung) dar. Die Kinder müssen unbedingt verstehen lernen, dass 3x4 auch anders gerechnet werden kann, nämlich über den Umweg 4+4+4. Üben Sie daher am Anfang mit den Kindern das Umwandeln von Multiplikationen in

Additionen und umgekehrt (Sie müssen dabei das jeweilige Ergebnis nicht nennen, da ausschließlich das Verständnis aufgebaut werden soll, dass eine Multiplikation gleichbedeutend ist wie eine wiederholte Addition). Bei manchen Kindern kann es auch notwendig sein, diese abstrakten Rechnungen in konkrete Beispiele zu übersetzen. Zum Beispiel könnte man 2x5 sehr leicht mit zwei Händen mit je 5 Fingern darstellen. Bei vielen Aufgaben bietet sich die Verwendung von Würfeln an: So kann man 4x6 sehr anschaulich mit 4 Würfeln darstellen, auf denen jeweils 6 Punkte zu sehen sind (damit kann man auch gut veranschaulichen, dass eine Multiplikation nichts anderes ist als eine wiederholte Addition, da man nun ja 4-mal die 6 Punkte hat, die man dann addieren kann (also 6+6+6+6).

- Drei-Minuten-Training. Aus der Lernforschung ist das Drei-Minuten-Training bereits seit Langem bekannt: Kürzere Einheiten, die man regelmäßig wiederholt, führen schneller zur Automatisierung als langwieriges ermüdendes Lernen. Dieses Wissen kann man sich auch in der Dyskalkulie-Förderung zunutze machen. Drei Minuten gezieltes Lernen pro Tag zur Wiederholung der gelernten (Mal-)Reihen sind effektiver als längere, dafür aber seltenere und/oder weniger intensive Lerneinheiten. Die Motivation des Kindes ist deutlich höher (da drei Minuten eine überschaubare Zeitspanne sind), und wenn man es wirklich täglich durchführt, wird auch der Erfolg bald sichtbar. In der Praxis hat sich auch die Benutzung eines Weckers (oder einer Eieruhr) bewährt. Es ist für das Vertrauen der Kinder wichtig, diese Zeit genau einzuhalten. Auch wenn es gerade gut klappt oder eben gar nicht – die vereinbarte Zeit muss eingehalten werden. Lieber am späten Nachmittag eine weitere kurze Lerneinheit mit dem Kind vereinbaren.
- Bei der Automatisierung ist es wichtig, möglichst oft die Rechnung mit dem richtigen Ergebnis in Verbindung zu bringen. Kann das Kind das gesuchte Ergebnis nicht sofort abrufen, zeigen Sie ihm einen alternativen Lösungsweg. Wenn das Kind beispielsweise die Antwort auf 5x6 nicht nennen kann, es aber das Ergebnis von 5x5 kennt, führen Sie es zum richtigen Ergebnis. Dabei sollten Sie beachten, dass es immer von Vorteil ist, wenn das Kind die richtige Lösung selbst finden kann. Raten ist jedoch eine ineffektive Strategie. Hilfreich können demgegenüber Kärtchen sein, auf denen auf einer Seite die Rechnung und auf der anderen Seite das Ergebnis steht. Kann das Kind das Ergebnis nicht sofort abrufen, darf es auf der Rückseite nachschauen. Diese Vorgangsweise nimmt den Kindern den Stress und sie können ohne Druck (auch selbstständig, also ohne Hilfe eines Erwachsenen) die Malsätzchen lernen.
- In der Erwerbsphase ist ebenfalls wichtig, dass man immer die Rechnung gemeinsam mit dem Ergebnis nennt. Viele Kinder haben sich angewöhnt, nur die Ergebnisse zu lernen. Dies geht zwar schneller, führt aber nicht zum

erwünschten Ziel. Werden nur die Ergebnisse gelernt, ist es im Schul- und Hausaufgabenalltag dann oft schwierig, zu einer bestimmten Rechnung das richtige Ergebnis zu finden. Diese Schwierigkeit kann sich z.B. darin äußern, dass diese Kinder dann bei 4x5 mühsam die ganze Malreihe aufsagen müssen, damit sie zum gewünschten Ergebnis kommen.

Visuell-räumliche Spiele

Dass Raum und Zahlen irgendwie zusammengehören, wurde bereits beschrieben. Diese Tatsache kann man im Training sehr gut nützen. Sie haben bereits gelesen, dass der mentale Zahlenstrahl sich mit der wachsenden Erfahrung in einen Zahlenraum entwickelt und mit zunehmender Übung immer genauer wird. Voraussetzung für die Entwicklung dieser präziseren Zahlenvorstellung ist jedoch, dass die Kinder begreifen müssen, dass die Abstände zwischen den Zahlen immer gleich sind. In anderen Worten: Der Abstand zwischen 1 und 2 ist numerisch gleich groß wie der Abstand zwischen 46 und 47, und zwar ist die numerische Differenz bei beiden Beispielen genau 1.

- Malen Sie zwei Punkte auf den Boden (oder kleben Sie ein Klebeband auf den Boden). Bitten Sie nun Ihr Kind, z.B. 5 gleich große Schritte von einem Punkt zum anderen zu gehen. Versuchen Sie es so oft, bis das Kind diese Aufgabe richtig gelöst hat. Jetzt verändern Sie die Anzahl der Schritte, die auf der vorgegebenen Strecke gegangen werden sollen, und fragen Ihr Kind, ob die Schritte jetzt größer oder kleiner werden müssen. Bei diesem Spiel sollten die Kinder lernen, den Raum (in dem Fall die Linie zwischen diesen zwei Punkten) in gleichmäßige Intervalle zu teilen. Variieren Sie als Nächstes die Entfernung zwischen den Punkten.
- Basteln Sie sich eine Zahlenstraße (siehe Abbildung 14). Passen Sie die Länge der Zahlenstraße dem Zahlenraum an, den Ihr Kind aktuell beherrscht. Das Spiel funktioniert wie folgt: „Die Zahlen leben in der Zahlenstraße und sie haben genauso wie die Menschen auch Hausnummern an den Häusern. Die Frau Fünf wohnt im Haus Nummer 5, so wie der Herr Sieben im Haus Nummer 7 zu finden ist. Eines Tages sind die Zahlen wie jeden Morgen zur Arbeit gefahren. Plötzlich ist etwas Schreckliches passiert: Der böse Zauberer hat den Zahlen die Hausnummern weggezaubert, und als die Zahlen nach Hause kommen, wissen sie nicht mehr, wo sie hingehören. Kannst du den armen Zahlen bitte helfen?" Das Kind soll nun die Figuren auf der „leeren" Straße platzieren. Immer mindestens zwei bis vier Figuren. Das Kind soll bei diesem Spiel nicht nur die Position einer Zahl, sondern vielmehr die Position

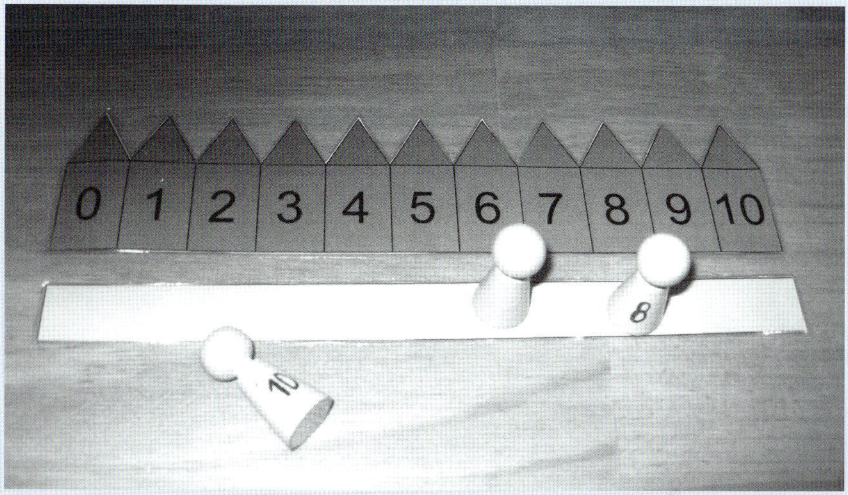

Abb. 14: Zahlenstraße

jeder einzelnen Zahl in Bezug auf die anderen Zahlen bestimmen lernen. Nun haben Sie die Macht, die Hausnummern wieder zurückzuzaubern und so die Platzierungen Ihres Kindes zu überprüfen.

- Zur Ergänzung der visuell-räumlichen Übung eignet sich sehr gut auch das Spiel TRIOVISION erhältlich bei der IQ-Spiele GmbH oder das Spiel MURMEL-MONSTER vom Ravensburger Verlag. An dieser Stelle könnte man unzählige ähnliche Spiele aufzählen, die aktuell im Handel erhältlich sind.

  Die Fähigkeit, Zahlen gut am mentalen Zahlenstrahl platzieren zu können (z.B. wissen, wo ungefähr die Zahl 7 auf dem Zahlenstrahl von 0 bis 10 liegt), ist eine wichtige Voraussetzung bzw. Basisleistung für das Erlernen weiterer rechnerischer Fertigkeiten. Wie bereits beschrieben, fördert das Spielen von Brettspielen diese numerische Anordnung am mentalen Zahlenstrahl. Spielen Sie daher möglichst oft und regelmäßig Brettspiele, die mit Punktewürfeln arbeiten, wie zum Beispiel das klassische Brettspiel MENSCH ÄRGERE DICH NICHT, das in fast jedem Haushalt zu finden ist.

Konzeptuelles Wissen

Um das numerisch-rechnerische Wissen zu stabilisieren, ist es wichtig, Verknüpfungen zwischen dem neu Gelernten und dem bereits altbekannten Wissen zu schaffen. Es ist wie bei einem Bauwerk: Man braucht tragende Mauern, und die Querverbindungen stabilisieren das ganze Bauwerk noch einmal. Wie schafft man es nun, solche Querverbindungen im Reich der Arithmetik aufzubauen?

- Ein ganz einfaches Beispiel für uns, aber nicht immer ganz klar für die Kinder: wenn 4+3=7 ist, dann ist 4+3 auch *immer* 7.
- Ein weiteres Beispiel ist der Tausch der Summanden: wenn 3+4=7 ist, dann ist 4+3 auch 7.
- Das Mehrfache zu nehmen: wenn 3+4=7 ist, dann ist 30+40=70.
- Das Ist-gleich Zeichen (=) bedeutet, dass auf beiden Seiten der Rechnung gleich viel herauskommt. Wenn ich also 34+42=76 gerechnet habe, und füge bei der zweiten Aufgabe auf der linken Seite der Rechnung eins dazu, in unserem Beispiel also 35+42=, dann muss auf der rechten Seite der Rechnung auch eins mehr herauskommen, also 77. Ermuntern Sie Ihr Kind, selbst nach solchen Beispielen zu suchen und überprüfen Sie gemeinsam, ob die Strategie des Kindes richtig war.
- Das Minus ist eigentlich eine Umkehraufgabe von Plus. Das bedeutet, dass man 23-17= auch durch Plus lösen kann. Die Frage lautet: Wie viel muss ich zu 17 dazurechnen, damit ich 23 bekomme? Also 17+?=23.
- Ganz interessant ist auch das Rechnen mit der 0. So leicht und doch so kompliziert. Wann kommt denn 0 heraus, war das beim Malnehmen oder doch beim Plus-Rechnen? Wie war das nochmal?
- Dass Multiplikationen als wiederholte Additionen zu betrachten sind, wurde bereits beim Faktentraining beschrieben. Auch das ist eine Kompensationsstrategie (also ein anderer – längerer und daher eher fehleranfälliger – Weg, der auch zum Ziel führt).
- Das Dividieren (im kleinen Einmaleins) ist keine Hexerei, wenn man versteht, dass die Division eine Umkehraufgabe zur Multiplikation ist. Wenn man also weiß, dass 45:9= das Gleiche ist wie 9x?=45, dann kennt man schon fast die Lösung. Dafür ist es aber wichtig, dass das Kind die Rechenoperationen versteht. Die Bedeutung des Teilens, Geteiltwerdens und des Dividierens zu verstehen, ist dabei oft eine große Herausforderung.

In vielen Fällen ist aber die erste Hürde, die überwunden werden muss, die fehlende Motivation. Auch wenn die Eltern Ideen haben und bereit sind, mit dem Kind zu üben, muss zuerst die Bereitschaft des Kindes hergestellt werden. Sonst ist das Üben nur eine Qual für beide Seiten. Wichtig ist auch, dass sich die Eltern vor dem Training klar darüber werden (auch wenn es nicht einfach ist), dass ihre Kinder möglicherweise vieles anders sehen und an die Aufgaben ganz anders herangehen und daher die Sichtweise der Eltern oft gar nicht bei ihnen ankommt. Es ist wichtig, dass die Eltern sich dabei wohlfühlen, denn Kinder sind sehr empfindsam gegenüber jeglicher Abneigung. Stehen die Eltern (aus welchem Grund auch immer) unter Stress oder haben keine Lust, erschwert es die gesamte Hausaufgaben- und Übungssituation erheblich.

Stärkung der Motivation

Jeder von uns hat es bereits erlebt. Wenn ich etwas kann, macht es Spaß und ich will es immer wieder machen. Wenn ich aber etwas nicht kann und schon mehrmals gescheitert bin, werde ich lieber die Finger davon lassen. Um die Motivation trotz dieser Schwierigkeiten zu erhalten, sollten Eltern während der Übung folgende Regeln beachten:

- Die Übungszeit klar definieren, also nicht ausdehnen, bis das Kind es verstanden oder alles erledigt hat, sondern z.B. auf eine ½ Stunde begrenzen. Am besten man stellt sich einen Wecker. Dann ist die Zeit für das Kind klar geregelt und es kann sich leichter auf die Aufgabe einlassen. Wenn man nicht weiß, wie lange man sich quälen muss, dauert es schon sehr lange, bis man bereit ist, mit der Aufgabe zu starten.
- Einer anderen Gruppe von Kindern fällt es wiederum leichter, wenn die Aufgabe klar definiert ist, die sie bewältigen müssen. Diesen Kindern würde ein zeitliches Limit nicht wirklich helfen.
- Für beide Gruppen aber gilt: Lieber in mehreren kleinen Portionen lernen und dazwischen etwas anderes tun, etwas worin das Kind gut ist (z.B. Deutsch, ein anderes Fach), aber auch ein wenig Bewegung kann helfen.
- Wichtig ist auch, dass die Übungen zielführend sind. Nicht jedes Üben führt zum Ziel, sondern nur ausgewählte Übungen können den Kindern helfen. Dazu werden Sie den Rat eines ausgebildeten Therapeuten brauchen. Mit welchen Übungen, wann, wie oft und wie überhaupt man an die Materie herangehen soll, würde den Rahmen dieses Ratgebers sprengen.

- Eine ganz besonders wichtige Regel ist aber, mit Spaß an die Sache heranzugehen. Wenn Sie Freude daran haben, mit Ihrem Kind zu lernen, kann Ihr Kind das Gelernte deutlich besser aufnehmen, als wenn Sie selbst gereizt und angespannt sind. In diesem Fall sollten Sie das Üben vielleicht dem Partner, dem älteren Geschwisterkind, der Tante oder jemandem anderen überlassen.
- In manchen Fällen kann es helfen, mit dem Kind zusammen einen Plan aufzustellen. Gemeinsam mit dem Kind wird festgelegt, was das Ziel ist und welche Aufgaben es täglich leisten muss, um es zu erreichen. Maßgeblich ist dabei, dass die Aufgaben klar und unmissverständlich definiert sind (siehe Abbildung 15). Außerdem sollen die Ziele realistisch und für das Kind erreichbar sein, sonst hat der Plan keine Chance. Das Kind soll dabei erleben, dass es mit strukturierter und konsequenter Vorgehensweise ans Ziel kommt. So ein Verhaltensvertrag kann aber nur funktionieren, wenn das Kind für die getane Arbeit auch seinen Lohn bekommt. In dem Beispiel "Punkteplan für Lena" bekommt Lena für jede eingehaltene Regel einen Punkt, diese Punkte darf sie dann am Ende der Woche eintauschen. Langfristig hat sich Lena noch einen zweiten Lohn ausgehandelt und zwar einen Spieleabend mit ihren Eltern. Der Lohn kann also verschiedene Formen annehmen, wobei ich persönlich nicht-materielle Dinge bevorzuge, wie z.B. gemeinsame Spielzeit oder einen gemeinsamen Ausflug nach Wahl des Kindes. Die Belohnung soll auch dem Aufwand und dem Alter des Kindes angepasst werden. Bei kleineren Kindern sind vielleicht Aufkleber verlockender als Punkte. Das Ziel dieser Pläne besteht darin, dem Kind zu zeigen, dass es es selbst in der Hand hat und es dabei lernt, längerfristig auf sein Ziel hinzuarbeiten und sich seinen Lohn zu verdienen.
- Der Punkteplan sollte dann jeden Tag mit der Mutter oder dem Vater durchgesprochen werden. Was hast du geschafft, was ist dir nicht gelungen? Woran lag es? Hättest du dir Hilfe holen können? Kannst du es morgen anders machen? Schaffst du es morgen wieder? Das Kind soll dabei lernen, sein Verhalten zu erkennen und es zu verändern. Dafür müssen die gewählten Regeln genau der Problematik des Kindes entsprechen. Lena zum Beispiel hatte Schwierigkeiten, pünktlich mit ihrer Arbeit zu beginnen. Sie hat sich durch alles ablenken lassen (Bücher, MP3-Player, Briefe auf dem Tisch ...) und hatte öfter mal nur einen Teil der Hausaufgaben erledigt. Ihre Mutter hatte dann eine klare Absprache mit dem Lehrer getroffen, der täglich die Vollständigkeit der Aufgaben Lenas bestätigte bzw. die fehlenden Teile im Heft notierte. So konnte Lenas Mutter die Punkte objektiv vergeben. Weiterhin hatte Lena Schwierigkeiten damit, sich Hilfe zu holen. Oft saß sie lange Zeit

grübelnd, singend oder nachdenkend im Zimmer, statt sich bei ihrer Mutter bzw. ihrem Vater Hilfe zu holen.

- Einen Punkteplan zusammenzustellen kann eine große Herausforderung sein. Auch hier sollten die Eltern sich nicht scheuen, Hilfe von erfahrenen Therapeuten bzw. Psychologen oder Pädagogen in Anspruch zu nehmen.

Punkteplan für Lena

Ich, Lena, möchte mich in Mathe verbessern und will daher täglich etwas dafür tun.

1) Ich beginne pünktlich um 15.00 Uhr mit meiner Lernzeit
2) Auf meinem Schreibtisch liegen nur meine Mathe-Unterlagen
3) Ich erledige meine Haus- bzw. Übungsaufgaben vollständig
4) Ich hole mir Hilfe, wenn es notwendig ist

Regel/Tag	11.4.10 Sonntag	12.4.10 Montag	13.4.10 Dienstag	14.4.10 Mittwoch	15.4.10 Donnerstag	16.4.10 Freitag	17.4.10 Samstag	Gesamt Woche	Punkte Monat
1									
2									
3									
4									

Schaffe ich es, in der Woche mehr als 23 Punkte (also ca. 80%) zu erreichen, darf ich am Samstag eine halbe Stunde länger aufbleiben. Schaffe ich diese Punkte nicht, muss ich, obwohl Wochenende ist, eine halbe Stunde früher ins Bett. Ich liebe es, mit meinen Eltern einen Spieleabend zu machen. Sollte ich 4 Wochen lang die geforderten Punkte erreichen, nehmen sich meine Eltern nur für mich Zeit, und ich darf mir die Spiele für den Abend aussuchen.

München, 1.4.2010

Lena Mama Papa

Abb. 15: Beispiel für einen Punkteplan

Schlusswort

Ich wünsche Ihren betroffenen Kindern und Ihnen als Eltern viel Kraft für die Bewältigung dieser schwierigen Aufgabe. Denken Sie daran, dass Sie es nur alle zusammen schaffen können, also Kinder mit Hilfe der Eltern, Lehrer, Therapeuten und vielleicht auch Geschwister und Freunde. Bestrafen Sie Ihr Kind niemals für das Nichtkönnen, auch wenn es als ein Nichtwollen rüber kommt. Es ist eine reine Schutzfunktion, denn wer gibt schon gerne seine Schwäche preis? In unserer Gesellschaft wird ein offenes „Ich habe keinen Bock" leichter angenommen als ein „Ich verstehe es nicht". Ihnen als Eltern möchte ich ans Herz legen, sich wirklich möglichst bald Hilfe zu holen. Es macht Sie nicht zu schlechten, sondern zu besonderen Eltern, wenn Sie die Probleme Ihrer Kinder ernst nehmen und Ihnen die bestmögliche Unterstützung zu geben versuchen. Es erfordert viel Zeit und meist auch viel Geld, das Sie in diese Problematik investieren werden, aber sparen Sie nicht am falschen Ende! Wobei die teuerste Therapie keine Garantie für Qualität ist, wie bereits beschrieben wurde. Zum Schluss möchte ich nur sagen, dass es menschlich ist, Schwächen zu haben. Wesentlich ist aber, was wir aus unseren Stärken machen. Denn wir alle sind Menschen und keiner von uns ist perfekt. Lieben Sie Ihre Kinder so, wie sie sind, unterstützen Sie sie, wo Sie es können und sie werden glücklich.

Ausgewählte Web-Adressen

Hier können Sie sich weitere Informationen und Anregungen holen.

- **www.bvl-legasthenie.de**

  Der Deutsche Bundesverband für Legasthenie und Dyskalkulie e.V. ist ein Elternselbsthilfeverband.

  Sie finden auf dieser Seite Informationen zu den gesetzlichen Regelungen, Fördermaterial wie auch Verweise auf die aktuelle Literatur.

  Informationen über Veranstaltungen wie auch ein Verzeichnis von anerkannten Dyskalkulie-Therapeuten in Ihrer Nähe.

- **www.lrs-therapeuten.org**

  Ist die Vereinigung von Legasthenie und Dyskalkulie-Therapeuten in Österreich (BALT, Berufsverband Akademischer Lese-Rechtschreib-Therapeuten).

  Auf dieser Seite können Sie sich über die gesetzlichen Regelungen in Österreich informieren.

  Sie finden hier Fördermaterial wie auch Hinweise auf Veranstaltungen.

  Zusätzlich können Sie hier nach geeigneten Therapeuten in Ihrer Nähe suchen.